F(en)RMA

Viver com saúde e bem estar, o mais possível em harmonia com as leis da natureza, está ao nosso alcance. Atingirmos um bom equilíbrio físico e espiritual é alcançarmos, também, uma nova consciência de nós e do que nos rodeia.

Esta colecção tem em vista essa finalidade: estar em forma significa estar em harmonia connosco e com o mundo exterior. Ao abranger áreas tão diversas como, por exemplo, a prática desportiva, a saúde e a dietética, visa proporcionar ao leitor manuais de fácil consulta e uma informação de qualidade.

OBRAS PUBLICADAS

1. WA-DO – OS MOVIMENTOS INSTANTÂNEOS DO BEM-ESTAR, *Tran Vu Chi*
2. MANUAL DE CULTURA FÍSICA, *J. E. Ruffer*
3. O TRATAMENTO DA ASMA, *Dr. Chris Sinclair*
4. Ã COZINHA SAUDÁVEL, *Anne Barroux*
5. O PODER CURATIVO DOS CRISTAIS, *Magda Palmer*
6. O TRATAMENTO DAS ALERGIAS, *Keith Mumby*
7. ALIMENTAÇÃO RACIONAL BIOLÓGICA PARA SÃOS E DOENTES, *Adriano de Oliveira*
8. VITAMINAS E SAIS MINERAIS, *Charles Picardi*
9. O PODER CURATIVO DOS METAIS, *Emilio de Paoli*
10. O PRAZER DE ESTAR EM FORMA, *Henry Czechorowski*
11. COMO EQUILIBRAR O SEU PESO, *Francine Boucher e Robert Pauzé*
12. MÉTODOS NATURAIS PARA REDUZIR O SEU VENTRE, *Jacques Staehle*
13. A SAÚDE E AS MEDICINAS NATURAIS, *Jacques Staehle*
14. SEXO – FONTE DE SAÚDE E PRAZER, *Eva Méndez Chacón*
15. COMO VENCER A CELULITE, *Bruno Massa*

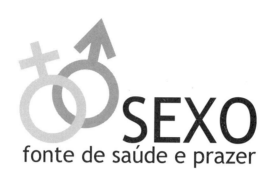

Título original:
Sexo: fuente de salud

© Editorial LIBSA, Madrid

Tradução: António Maia da Rocha

Revisão da tradução: Ruy Oliveira

Capa: Ana Vilela

Depósito Legal n.º 195666/03

ISBN 972-44-1187-7

Todos os direitos reservados para língua portuguesa
por Edições 70

EDIÇÕES 70, LDA.
Rua Luciano Cordeiro, 123 - 2.º Esq.º – 1069-157 LISBOA / Portugal
Telef.: 213 190 240
Fax: 213 190 249
E-mail: edi.70@mail.telepac.pt

www.edicoes70.pt

Esta obra está protegida pela lei. Não pode ser reproduzida
no todo ou em parte, qualquer que seja o modo utilizado,
incluindo fotocópia e xerocópia, sem prévia autorização do Editor.
Qualquer transgressão à Lei dos Direitos do Autor será passível de
procedimento judicial.

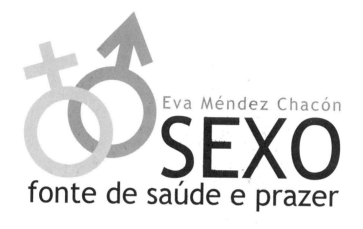

Eva Méndez Chacón

SEXO
fonte de saúde e prazer

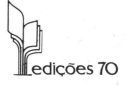

edições 70

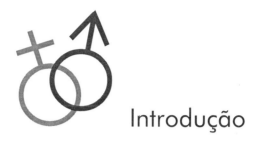

Introdução

Uma via directa para a felicidade

O sexo representa uma das manifestações mais poderosas e belas da Natureza. Desfrutá-lo é um prazer inegável, um direito de cada ser humano. No entanto, há pessoas que apenas conseguem desenvolver parcialmente esse prazer, e não alcançam a chamada «plenitude», a meta ansiada que, segundo doutrinas que estão na moda, como o Tantra, não se detém no orgasmo, mas vai muito mais além.

Este livro apresenta algumas das causas comuns que impedem de gozar a sexualidade, realçando a sua importância para a saúde integral da pessoa. Essas causas são múltiplas e de índole variada, mas basicamente dividem-se em dois grupos: traumas psíquicos e traumas físicos. Para alguns, estas duas barreiras representam uma maldição na vida que têm de superar; mas, por pouco que abramos a nossa mente, poderemos contemplá-las através de um prisma diferente e optimista: os obstáculos existem para que aprendamos a vencê-los e, desse modo, também nos superemos.

A arte do êxtase – sexual, vital, místico – passa pelo caminho do conhecimento de nós próprios. Não *temos* uma sexualidade, um pensamento ou uma identidade, mas *somos* sexuais, *somos* cerebrais e *somos* um princípio transcendental. Psique e corpo fazem uma só entidade e da sua união harmónica nasce o equilíbrio, condição *sine qua non* para que se tenha saúde. Sem *ying* não há *yang* e vice-versa. É tudo uma só coisa.

SEXO fonte de saúde e prazer _____

O tantrismo situa nos órgãos genitais um dos sete *chacras* ou vórtices de energia cósmica que gravitam no nosso ser etéreo: uma janela aberta que faz do sexo uma fonte de informação inesgotável sobre nós mesmos. Debruçarmo-nos nela, mediante as técnicas que propomos neste livro, está ao alcance de quem dedica a si próprio um pouco de atenção, algum tempo e uma pequena dose de boa vontade. O investimento é mínimo e o lucro enorme. O resultado vale realmente a pena: não só uma viagem fascinante às profundezas da nossa epiderme, mas também até tudo o que vibra e lateja na sua superfície imediata.

Por isso, depois da teoria vem a prática, com todo o tipo de exercícios para estimular a sensualidade, para desenvolver a musculatura sexual, para comunicar melhor com o seu corpo e com o do parceiro, sem deixar de lado os conselhos e terapias quando for necessário e tratar disfunções em si e nos outros. Desejamos que quem precise estabeleça *hoje* uma relação sadia com a sexualidade, para que *amanhã* consiga fazer do sexo um manancial permanente de saúde e de bem-estar. Se não tivermos uma vida sexual gratificante, não gozaremos plenamente a vida.

Há correntes que concebem a doença como o aviso que o corpo dá à mente de que algo no espírito não vai bem. Isto quer dizer que a cura está ao nosso alcance e, neste caso, também do nosso sexo. Não é em vão que, para quem sabe recorrer a ele, o sexo é uma via directa para a felicidade.

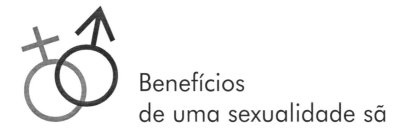

Benefícios de uma sexualidade sã

Todos achamos natural a preocupação com uma dieta sã e equilibrada. Ninguém pensará que, se se preocupar com melhorar a sua relação com a comida, estará a manipular um instinto primordial. Então, por que se haverá de considerar a educação da sexualidade algo de «inútil», «acessório», «sabido e consabido»?...

Se procura saber quais são os alimentos que combatem certas doenças ou se frequenta um curso de cozinha para aumentar o prazer dos sentidos, por que teimamos em não reeducar a nossa relação com o sexo?

Como o comer, o sexo é um instinto primário do ser humano; mas já não comemos carne crua! Distinguimo-nos dos animais por sermos conscientes dos nossos impulsos e podermos analisar, comunicar entre nós, julgar os contrários e evoluir para uma maior felicidade.

O sexo é um aspecto que não precisa de ser conflituoso para o ser humano. É um instinto primordial que, no plano mais básico, nos permite procriar e alcançar prazer. Mas, como não somos apenas «básicos», é um instrumento muito poderoso de comunicação, de auto-realização e de união com a própria corrente da vida.

O sexo e a essência da vida

Evoluímos como raça e fomos capazes de apurar a nossa natureza até criar a arte. Pegámos num grito primitivo que nos

SEXO fonte de saúde e prazer _____

punha em contacto com os da nossa tribo e fomo-lo aperfei-
çoando até à educação da voz de uma cantora de ópera que
transforma uma capacidade natural numa arte que transmite
as emoções humanas mais subtis.

A sexualidade também é susceptível de evolução e abrange
tanto a descarga física como o prazer sensitivo, mental, emocional e espiritual que nos liga à essência da vida.

Se se preocupar com melhorar a qualidade da sua sexualidade contribuirá para:

- criar uma conexão com as suas necessidades básicas;
- desenvolver a sua capacidade de bem-estar;
- fortalecer o seu sistema imunológico;
- comunicar sem preocupações, estabelecendo relações
sinceras;
- sanar as suas emoções;
- aprender a ligar-se à energia vital e a redescobrir a sua
capacidade de alegria;
- utilizar a sua capacidade de desenvolvimento mental der-
rubando barreiras antigas.

A sexualidade pode ser uma reevolução. Nesta conformidade,
pode desenvolver as suas capacidades como ser humano,
mediante a prática saudável e inteligente do sexo.

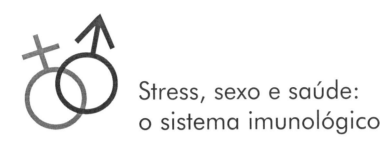

Stress, sexo e saúde: o sistema imunológico

O sistema imunológico é vital para a saúde do corpo humano. A nossa capacidade de defesa diante de qualquer organismo invasor, como um vírus ou uma bactéria, baseia-se neste sistema que inclui um conjunto de elementos e de células sanguíneas especializados e o sistema linfático que flui pelo corpo todo.

Se uma célula estranha entrar em contacto com as defesas do corpo, dispara um alarme nos vasos linfáticos que transmite ordens de ataque a vários glóbulos brancos diferentes. Os macrófagos atacam o invasor: as células T alertam as células B para que produzam anticorpos e detenham o corpo estranho.

Por que é que adoecemos?

A HIGIENE

Estamos em contacto com a vida. A sociedade moderna leva-nos a um estilo de vida cada vez mais desligado da Natureza. Nas nossas casas da cidade, a sujidade não é natural, como a poeira que se infiltra pelas janelas de uma casa de campo.

Estamos rodeados de poluição, de tecidos sintéticos e de produtos químicos, produzidos em laboratórios, contra os quais o corpo tem de criar novas defesas. Consequentemente, tendemos a criar ambientes assépticos – perdendo o contacto natural com aquilo que nos rodeia – o que nos faz crer que estaremos livres de doenças.

SEXO fonte de saúde e prazer

No entanto, a maior parte das vezes acontece o contrário. Temos a impressão de que, apesar da nossa higiene e da pureza do ambiente, qualquer alteração nos faz adoecer. A higiene é essencial para a manutenção sadia do corpo e da mente, mas quando aparecem as bronquites e as alergias, sintomas da diminuição das defesas, a causa deve ser procurada num estado de «depressão» mental e não numa agressão do ambiente.

ALIMENTAÇÃO

Por outro lado, os alimentos com que nos nutrimos na cidade foram processados e tratados com produtos químicos para aumentar o prazo da sua validade. Muitos de nós desconfiam quando vão para o campo e bebem um copo de leite bem fervido, porque não tem o mesmo sabor que o adquirido no supermercado. A maioria dos legumes é manipulada para crescer em épocas que não são as do seu ritmo biológico e, apesar da sua aparência agradável, ingerimos mais produtos químicos do que nutrientes.

Infelizmente, na nossa sociedade industrial, em que se valoriza mais o tempo do que os ritmos internos do indivíduo, alimentamo-nos de produtos preparados que não satisfazem as nossas necessidades nutritivas básicas.

Devemos alimentarmo-nos com produtos naturais e aprender a descobrir o prazer da cozinha que, além do mais, é uma terapia excelente para nos libertarmos do *stress*. Destinemos alguns breves períodos de tempo para entrar em contacto com a vida através do cuidado com a alimentação.

RITMO DE VIDA

O *stress* influencia consideravelmente o nosso sistema imunológico. Desde há alguns anos que acunpunctores e especialistas em fitoterapia o afirmavam e, agora, confirma-o a ciência moderna. Devido à relação entre o cérebro e o sistema imunológico, todos os estados mentais e emocionais do ser humano influem na saúde do corpo. Além disso, os linfócitos têm receptores que processam directamente as hormonas e as mesmas substâncias químicas às quais os neurónios reagem.

_____ Stress, Sexo e Saúde: o sistema IMUNOLÓGICO

Quando se tem uma doença, é muito importante a atitude positiva da pessoa. O problema do *stress* é que não só mina as defesas, como também deixa a mente tão alvoroçada e obcecada que nos é praticamente impossível controlá-la, como se fôssemos um comboio à velocidade máxima, mas sem condutor.

Como é que o stress afecta a nossa saúde?

Mas o que é exactamente o *stress*? O *stress* é uma resposta do organismo a uma situação de emergência. Pode ser positivo, se nos impele a superar as provações ou obstáculos e os desafios da experiência que é viver. Contudo, às vezes, pelo ritmo de vida tão acelerado que temos ou porque não dispomos de defesas psíquicas face às agressões quotidianas, vemo-nos envolvidos por uma sensação de nervosismo e de irritabilidade que esconde os nossos medos, especialmente o fracasso.

Medir o nível de *stress* é algo muito complexo porque não existem duas pessoas que reajam da mesma maneira numa determinada situação. Não importa tanto a quantidade de estímulos que uma pessoa recebe, mas sobretudo em que medida a afectam; ora, isso depende em alto grau da preparação mental e da atitude perante as situações. Aquilo que a uma pessoa pareceria uma experiência estimulante, como apanhar um comboio, pode ser, para outra, uma fonte de *stress* e de angústia.

O corpo reage diante do *stress* das seguintes maneiras:

• o sistema nervoso produz hormonas, como a adrenalina, que nos preparam para enfrentar uma situação de perigo;
• aumenta a pressão sanguínea e o ritmo cardíaco;
• o nível muscular entra em tensão para agir;
• o nível de açúcar no sangue sobe para dar energia ao corpo;
• o sistema digestivo recebe um menor afluxo de sangue e afrouxa as suas funções provocando a prisão de ventre e a falta de apetite que acompanham o *stress*;
• os órgãos genitais, ao não terem nenhuma função na defesa do organismo, não recebem o contributo hormonal e sanguíneo necessário para manter relações sexuais.

13

SEXO fonte de saúde e prazer _____

Como celebraremos a vida, se estamos preparados para o combate?

Por conseguinte, o *stress* desencadeia uma série de reacções físicas que, em si mesmas, não são prejudiciais, mas que, experimentadas de forma continuada (sem intervalos de descanso) e durante um período prolongado de tempo, acabam por minar a saúde física e mental. Uma atitude positiva e relaxada perante a vida, por muito paradoxal que pareça, ajuda-nos a relativizar os problemas e a atribuir-lhes a sua justa medida.

Como é que o sexo influencia em situações de stress?

- O contacto físico diminui a sensação de solidão.
- O tacto faz-nos sentir o nosso corpo e torna-nos conscientes das suas tensões.
- Através do beijo geram-se endorfinas.
- Relaxamos o corpo.
- Focar o pensamento na sensação alivia a tensão mental.
- Deixamos de nos concentrar nas nossas preocupações. Em vez de mirarmos o nosso umbigo, recreamo-nos no umbigo alheio!
- Fazemos exercício sem ir ao ginásio e sentimos um cansaço físico saudável.
- Melhoramos a qualidade do nosso sono.
- Durante alguns momentos, somos capazes de deixar de pensar e de controlar.
- O facto de nos sentirmos queridos e desejados por outro aumenta a nossa auto-estima.
- Redescobrimos a nossa capacidade de brincar e de nos alegrarmos.

Como se pode concluir, uma vida sexual activa e gratificante pode ajudar a reduzir o *stress* na sua vida e, portanto, melhorar a saúde.

A imunidade e o sonho: o reparador biológico

A insónia é um dos grandes males da nossa sociedade. O ritmo de vida que levamos, desenfreado e desligado dos nossos ritmos biológicos, tem os seus custos; estamos esgotados, mas,

_____ Stress, Sexo e Saúde: o sistema IMUNOLÓGICO

ao apagar a luz para dormir, daríamos o que fosse preciso para também ter um interruptor no cérebro.

É alarmante o aumento do número de pessoas que precisam de medicação para dormir. Que se passa connosco? Passamos os dias a desejar ir para a cama e desligar-nos do nosso *stress*, e, quando, às escuras no nosso quarto, desesperamos dando voltas frenéticas na cama, pensando em quanto nos aliviaria dar um murro na cabeça e poder parar de pensar.

Contudo, se tudo não fosse além de umas grandes olheiras e de uma sensação de arrastar o corpo, a insónia não seria tão grave. O problema é que a falta continuada de sono debilita o nosso sistema imunológico.

Todo o corpo humano se ressente se não lhe dermos o descanso adequado. Durante o sono, o organismo repõe células essenciais para o seu funcionamento, repara o sistema nervoso e reequilibra os fluidos corporais, além de «desligar» a nossa actividade cerebral consciente, equilibrando e processando os acontecimentos do dia. Seria horrível se não pudéssemos deixar de analisar, comparar, memorizar, emocionar-nos, etc., ao menos durante umas horas!

Uma vida sexual mais activa, que faz circular livremente os neurotransmissores pelo cérebro e pelo corpo, poderá ajudá--lo a vencer a insónia?

• Durante a actividade sexual, está a proporcionar ao corpo a activação de substâncias químicas calmantes.

• A actividade física durante o contacto relaxa o sistema muscular e equilibra a produção hormonal.

• A sensação de felicidade e de bem-estar (além da descarga física, que é de ter em conta) provoca a relaxação.

• Quimicamente, goza de um óptimo equilíbrio entre o sangue e as substâncias químicas linfáticas. Este equilíbrio ajuda a produzir uma hormona chamada melatonina (que regula a consciência da luz e da escuridão) e incrementa a produção de serotonina, um neurotransmissor que produz sensação de bem--estar.

O maior argumento talvez seja a experiência. Após uma relação sexual satisfatória, comprovará que o seu nível de relaxação o conduz a uma sestazinha reparadora ou, mesmo que não adormeça, sente-se descansado e num estado entre a vigília e o sono.

No caso do homem, a ejaculação traz ao corpo tal quantidade de processos químicos e físicos que, muitas vezes, o sono aparece como uma forma natural de reequilíbrio – por vezes para desespero da companhia!

Na mulher, como o orgasmo e a ovulação são processos independentes, o sistema reprodutor não sofre uma alteração hormonal tão marcada, pelo que o desgaste físico é menor; mas não a relaxação e o bem-estar.

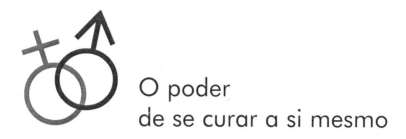

O poder de se curar a si mesmo

Até há pouco tempo considerávamos o corpo uma carcaça na qual a mente vivia (que era esta quem ditava as ordens e que nela residia a personalidade), e a saúde ou a doença do corpo era algo aleatório que aparecia e desaparecia sem qualquer controlo consciente da nossa parte.

Hoje, há provas científicas que nos demonstram que na nossa saúde interagem todos os componentes que nos integram: físicos, mentais, emocionais e espirituais. Por muito que tratemos do nosso corpo, se não cuidarmos dos nossos pensamentos, das nossas recordações e atitudes perante a vida, dos conceitos sobre nós mesmos, etc., serão vãos todos os nossos esforços por nos mantermos saudáveis.

Cada vez que temos um pensamento negativo, através dos processos químicos do cérebro enviamos uma informação destrutiva que acabará por se alojar no nosso corpo. Sempre que nos sentimos inadaptados e inferiores não só prejudicamos a nossa capacidade de relacionamento, como também deprimimos o bom funcionamento do organismo.

O corpo depende das ordens do cérebro para realizar correctamente as suas funções. É como um computador que mantém em ordem a perfeita correlação entre os diversos elementos. Mas se entrar nele um «vírus», seja físico ou mental, quer dizer, uma informação que faça abalar a nossa auto-estima, ou um pensamento autodestrutivo, danificaremos algum programa controlado automaticamente.

SEXO fonte de saúde e prazer _____

A informação que recebemos da nossa sociedade e da nossa cultura tanto pode potenciar-nos como seres integrados e sãos como induzir-nos a armazenar conceitos que impedem o nosso desenvolvimento quer ao nível físico, como ao nível mental ou emocional. Se se aprende que o corpo é fonte de saúde e de prazer, será natural que cuidemos dele e o valorizemos; se, pelo contrário, pensamos que o corpo é fonte de pecado e causa de problemas, e não estivermos em sintonia com as nossas necessidades físicas, a doença será um castigo que não poderemos evitar por ser estranho às nossas funções intelectuais e não um sinal do organismo que avisa de um distúrbio numa qualquer área da nossa experiência vital.

Provou-se cientificamente que podemos aumentar a produção de células T e B, encarregadas da restauração e da protecção do corpo, através de técnicas positivistas e de visualização.

Quando ficamos deprimidos, deprimimos também todo o nosso organismo. Mas, se tivermos uma atitude de esperança e de optimismo perante a vida, se considerarmos que os nossos problemas, com a sua dor, são oportunidades para crescermos e nos desenvolvermos, então manteremos equilibrados todos os nossos sistemas corporais e enfrentaremos as situações de *stress* com uma reserva de vitalidade e de energia.

Sempre que nos encontrarmos diante de algo que pareça um muro intransponível, deve-se respirar, relaxar, e concentrar; veremos que a fonte que alimenta a vida e nos mantém vivos está ao nosso alcance.

Em casos de cancro e de sida, induz-se os pacientes a visualizarem os seus linfócitos e a encherem-nos de energia e de força, imaginando-os a entrar em contacto com o vírus e a vencê-lo. Esta técnica, chamada visualização, realiza-se após o relaxamento do corpo e está comprovado que aumenta as defesas. Não se trata de magia mas de entrar em contacto com o sistema neuroendócrino e dar ordens conscientes de saúde e vitalidade.

No caso de doenças ligeiras, pode praticar-se sem ajuda. Mas se enfrentarmos casos mais graves, convém uma ajuda profissional, já que ao mobilizar a nossa capacidade natural de entrar em contacto com a nossa fonte de saúde poderíamos descobrir os nossos medos e complexos mais inconscientes e não saber lidar com eles.

A saúde compreende todos os nossos componentes como seres integrais e curar o nosso corpo implica curar a nossa mente, as nossas emoções e o nosso espírito.

Uma aventura
sem sair de casa

Vivemos porque o nosso corpo vive; precisamos dele para sentir, comunicar com o mundo e experimentar a vida, mas poucas vezes o desfrutamos e o tratamos como merece.

Comemos pouco porque estamos obcecados em ter o corpo que a moda impõe; comemos demasiado para acalmar a ansiedade e afogar as nossas frustrações em comida; esgotamo-nos a trabalhar para satisfazer as nossas «necessidades» materiais, de que na maior parte das vezes não precisamos, e para escapar às nossas insatisfações pessoais.

Não desfrutamos da nossa sexualidade porque está carregada de culpa e de condicionamentos socioculturais. De facto, o corpo aguenta todas as nossas neuras e, apesar de tudo e de nós próprios, continua a funcionar e, mesmo quando o abandonamos, mostra-nos o seu potencial de saúde.

Exercício de auto-exploração diante do espelho

• O que conhecemos do nosso corpo? O que nos é mais familiar são as mãos e o rosto.

• Gostamos do que vemos ao espelho? Poucas são as pessoas que, de facto, se aceitam totalmente. Mais importante do que saber o que mudaríamos se pudéssemos é conhecer o motivo por que o faríamos. Será uma questão de melhoria saudável ou porque aquilo que gostaríamos de mudar não se adapta aos cânones estéticos fixados pela sociedade?

• Até que ponto são «inaceitáveis» as nossas nádegas ou a nossa boca? Pense que todos somos tão diferentes como as nossas impressões digitais e que não há duas pessoas iguais.

• Por que não aceitamos a nossa originalidade como única? É muito bom que se tonifique os músculos e que se cuide da imagem, mas tenha-se em conta que nascemos com determinadas características que nunca mudarão, a não ser com intervenção cirúrgica.

• Por que é tão difícil aceitarmo-nos como somos? Se continuadamente nos compararmos aos outros, haverá sempre alguém melhor do que nós – criando-nos complexos – e alguém pior, o que nos dará um falso sentimento de superioridade.

Vemos que mais ou menos conhecemos o nosso corpo, mas um corpo que não inclui «as partes baixas». Quanto tempo passamos a explorar os nossos órgãos genitais? No caso do homem, é relativamente fácil (por razões óbvias); mas no caso da mulher é provável que só o tenha feito de relance e, além disso, com sentimentos de culpa.

Dedique pelo menos um quarto de hora diante do espelho a explorar as diversas partes do nosso corpo, tentando não julgar, mas somente apreciar o milagre de formas e texturas que permitem que nos sintamos e nos afirmemos no mundo. Não se esqueça de dedicar uns minutos aos seus órgãos genitais. A mulher deverá acocorar-se e com a ajuda de um espelho explorar mais comodamente a vulva e a vagina. Se observarmos mais os nossos órgãos genitais, ficaremos mais familiarizados com as possíveis alterações que acontecem em caso de doença, podendo assim atalhá-las mais a tempo.

Admire o que a natureza fez para que não só nos reproduzíssemos, mas também sentíssemos prazer, independentemente da procriação. O ser humano não está sujeito a ciclos biológicos que determinem a sua actividade; por isso, desfrute do seu potencial erótico!

Uma aventura sem sair de CASA

Crie uma relação saudável com o seu par

Já explorou o seu corpo, mas até que ponto conhece a pessoa com quem o partilha? Se não for capaz de se reconhecer com as suas carências, debilidades e desejos, como irá reconhecê--los diante da outra pessoa? E como reconhecê-los no outro?

Conhece o corpo do seu par? Falam do que cada um gosta? Seja qual for a vossa orientação sexual, é evidente que se não recorrerem à comunicação verbal, será difícil relacionarem-se satisfatoriamente.

Faça esta pequena prova. Escreva uma lista com tudo o que gosta no sexo, incluindo fantasias e desejos. Escreva também os seus sentimentos, inibições e o que considera o seu «mundo secreto». Solicite ao seu par que faça o mesmo e, quando tiver terminado, permutem as listas. Haverá muitas surpresas: verá que o que julgava ser um segredo inconfessável já era do conhecimento do seu parceiro desde o princípio! E o melhor deste exercício é que, além de derrubar barreiras, abre novos campos de exploração, conhecimento e prazer mútuo.

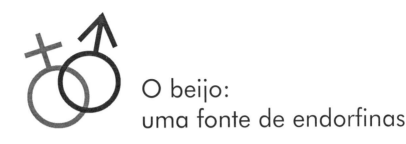

O beijo: uma fonte de endorfinas

O beijo é o primeiro acto «comprometido» na sexualidade. Embora o contacto físico seja o primeiro intercâmbio íntimo com outro ser humano, com o beijo envolvemo-nos completamente.

Quando beijamos abrimo-nos a uma interacção. A boca é uma parte muito pessoal do corpo porque supõe um intercâmbio de fluidos corporais, isto é, que estamos dispostos a aceitar o outro e a incorporá-lo no nosso organismo!

Há uma demonstração muito simples: quando de mau humor ou deprimido coloque-se diante do espelho sorrindo; mantenha o sorriso durante pelo menos cinco minutos e verá que depois deste pequeno exercício se sentirá melhor. Não é uma sensação subjectiva, mas a consequência da activação consciente dos músculos faciais que transmitem ao cérebro a ordem de produção dos neurotransmissores que se carregam de bem-estar, obrigando-nos a relaxar a tensão, já que é impossível sentir duas emoções ao mesmo tempo.

Com o beijo acontece exactamente o mesmo. No acto de beijar intervêm determinados músculos faciais que, quando accionados, libertam endorfinas. Além disso, quando beijamos toda a nossa concentração incide nos órgãos tácteis mais sensíveis do corpo: a boca e a língua.

Os lábios têm receptores muito sensíveis às mudanças de temperatura. A língua é o órgão táctil mais subtil de que dis-

Lábios

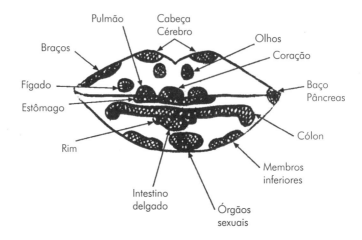

Língua

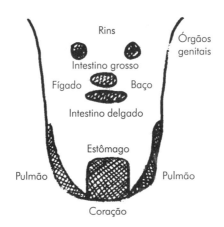

pomos; para além disso, na língua encontram-se as papilas gustativas que, juntamente com as olfactivas situadas no nariz, se encarregam de analisar os sabores. A boca também regista as texturas com mais precisão do que qualquer outra parte do corpo.

_____ O beijo: encha-se de ENDORFINAS

Um exercício para explorar a capacidade sensitiva da boca é o seguinte: com os olhos fechados, peça ao seu par que lhe dê a provar alimentos preparados a várias temperaturas, alternando a gama de sabores. Não só estimula a sensualidade, mas também se surpreenderá com o potencial de gozo que encerra.

A reflexologia dos lábios e da língua

Na boca estão reflectidos todos os órgãos do corpo. Ao beijar, não somente podemos activar os pontos reflexos do nosso par, como também activar o nosso próprio corpo.

O poder curador do contacto físico

Já todos experimentámos a relaxação que sentimos quando alguém nos acaricia, especialmente se estamos doentes ou deprimidos. Um bom abraço conforta e tranquiliza, além de transmitir a mensagem de que alguém nos ama. Um bebé recém-nascido de qualquer espécie animal precisa mais do contacto com a sua mãe do que de alimento.

Quando tocamos noutra pessoa intercomunicamos a um nível muito íntimo. Ao falar, podemos ocultar os nossos sentimentos mas, ao tocar, se a pessoa estiver receptiva, transmitimos o que realmente estamos a pensar e a sentir. O mesmo funciona ao contrário: se estivermos abertos e relaxados, notamos o estado anímico da pessoa sem necessidade de raciocínios intelectuais.

O contacto físico é uma das formas mais antigas de cura. Quando dois corpos entram em contacto, produz-se uma fusão dos seus campos electromagnéticos e, se essa energia for dirigida e consciente, poder-se-á alterar a carga de iões negativos na pessoa receptora e comunicar-lhe um novo estado de paz e de bem-estar.

Desde os tempos remotos, a imposição das mãos por um curandeiro da tribo estava presente em todos os rituais, especialmente nos de cura. Num estado de relaxação mental, quando se toca numa pessoa podemos notar que as nossas mãos se dirigem para os pontos em que ela tem algum bloqueio.

Além disso, pensemos que no conjunto do corpo humano se encontram todos os meridianos dos órgãos vitais e dos pontos de reflexologia. O nosso instinto funciona de maneira automá-

SEXO fonte de saúde e prazer _____

tica: quando uma pessoa está stressada ou deprimida, imediatamente leva a mão à testa, onde se localizam zonas ligadas a meridianos que induzem a relaxação. Quando alguém está desanimado, damos-lhe umas palmadinhas nas costas, estimulando pontos de pressão relacionados com o coração e o timo.

Mas, na nossa sociedade moderna, o que aconteceu ao contacto físico? Desde que nascemos, cobrimos o nosso corpo com roupas que passam a ser símbolos de *status* que enviam aos outros mensagens da nossa personalidade. Assim, privamos o bebé do contacto físico corpo a corpo de que precisa, já que a pele da sua mãe é o primeiro contacto com o mundo e fortalece a sua sensação de segurança e de amor.

É certo que necessitamos de nos vestir para nos protegermos das mudanças climatéricas, mas também é certo que durante muitos séculos o ser humano utilizou roupa, não como protecção mas como meio de esconder e dissimular um corpo que se teme e até se recusa.

Temos medo da nossa sensualidade. Tocar é um acto comprometedor que nos expõe diante dos outros. Quando tocamos, sentimos a pessoa, mas – como os nossos impulsos sexuais não são fluidos nem estão integrados e como só nos permitimos senti-los com o nosso par – bloqueamos a sensação (que não tem de ser obrigatoriamente sexual) e tememos este acto tão poderoso e capaz de estabelecer a comunicação directa com o mais íntimo da outra pessoa.

Somos uma espécie privilegiada. Por razões de evolução perdemos a pelagem espessa que cobria todo o nosso corpo, ficando esta reduzida apenas a zonas muito concretas. Por isso, a nossa pele, que é uma dádiva de sensualidade, está coberta de receptores sensíveis ao meio ambiente. Os animais, especialmente na relação mãe-filho, comunicam entre si mediante operações de limpeza e asseio que implicam um contacto físico por todo o corpo da cria; contudo, durante o acto sexual as mostras de contacto são muitíssimo mais reduzidas do que nos seres humanos.

A Natureza deu-nos um dom único: o tacto. As nossas mãos – que inicialmente foram apenas órgãos preênsis – evoluíram

_____ O poder curador do contacto FÍSICO

até uma forma de sensibilidade mais complexa e apurada; transmitimos e sentimos por meio delas. A nossa pele está cheia de sensores que superam a mera utilidade de sobrevivência e estão ao nosso serviço para descobrir e participar no gozo da vida.

Então, por que não nos atrevemos a celebrar o potencial do contacto físico? Será que sabemos até que ponto o nosso corpo é sensível? Se associarmos o tacto apenas ao acto sexual, estaremos a perder uma parte de nós e dos outros, parte que pode proporcionar-nos campos de experiência enriquecedores.

Melhore a sua saúde: «toque-se». Como pedir ao seu par que o estimule se desconhece quais são as zonas mais sensíveis do seu corpo? Experimente fazer este exercício:

• Nu, em posição cómoda, acaricie-se com ternura. Explore o seu corpo com a inocência e a receptividade de uma criança. Não deixe que pensamentos negativos do tipo «Olha como estão ásperos os meus cotovelos!» ou «É horrível a flacidez das minhas coxas» o influenciem, já que o corpo é sensível a estes pensamentos; aliás, para que possa melhorar aquilo de que não gosta, terá de previamente o aceitar. Embora o seu consciente não intervenha, detenha-se mais nas zonas relacionadas com as partes do seu organismo que precisam de maior atenção. Se se detiver meia hora no dedo mindinho do pé esquerdo será porque algum órgão precisa disso!

Arranje tempo. Descubra as suas zonas de sensibilidade mais apurada. A finalidade do exercício não é necessariamente a excitação sexual, mas a de dar as boas-vindas a todas as sensações agradáveis que surjam durante o exercício. Experimente diferentes tipos de pressão e mude as direcções do contacto: não é preciso ser bom massagista, mas deixar-se guiar pelo instinto, pois sabe melhor do que ninguém do que é que gosta.

Quando tiver explorado todo o seu corpo (querendo, pode seguir numa direcção, mas não se esqueça do cabelo), sentir-se-á muito melhor porque:

• Dedicou um tempo a si próprio (e isso, hoje, é importante).
• Explorou o seu corpo como provavelmente nunca o fizera desde criança.

SEXO fonte de saúde e prazer _____

- Estimulou os seus reflexos.
- Estimulou e despertou zonas do seu corpo em que habitualmente não toca.
- Entrou em contacto com zonas «conflituosas» (onde o tacto era desagradável ou provocava mal-estar mental). De agora em diante, prestar-lhes-á mais atenção.
- E, sobretudo, transmitiu uma mensagem de amor e de bem-estar que o relaxará e fará sentir melhor.

Depois desta auto-exploração, ouça uma música que goste e dance sem se preocupar se o faz bem ou mal; o importante é que desfrute e liberte tensão. Dançar é a forma mais antiga de comunicação connosco e com o mundo. Permita-se o gosto de se exprimir e note onde se situam os bloqueios corporais, a fim de os relaxar com o movimento.

Depois, tome um bom duche e esfregue o corpo com uma luva áspera. Termine com água fria para estimular todo o organismo e aplique no corpo um creme ou óleo que seja agradável.

Desta forma, oxigenará a sua pele, o órgão mais extenso do nosso corpo, cheio de poros que, ao transpirar, enviam para o exterior as toxinas do organismo. A nossa pele torna-nos seres «permeáveis», física e psicologicamente e, se a mantivermos oxigenada e aberta a todo o seu potencial, teremos conseguido muito na nossa busca da saúde.

# Active o maior órgão sexual: o cérebro

Tantos anos de culto aos órgãos genitais!... Todos esses estímulos sensoriais apetecíveis de nada serviriam se não tivéssemos um «processador» que se encarregasse de registá-los. Referimo-nos, obviamente, ao cérebro.

Os centros do prazer e da dor

A capacidade de sentir prazer (e dor) encontra-se no centro do nosso cérebro, no sistema límbico. Devemos seduzir as nossas mentes com estímulos positivos para criar um clima apropriado para o sexo.

A resposta genital é comandada pelo cérebro. Por vezes, basta simplesmente recordar um encontro sexual para alcançar a excitação física. Outras vezes, inibições e traumas sexuais podem bloquear decisivamente a excitação, apesar de receber a estimulação adequada. Se uma pessoa associar o sexo a experiências dolorosas, elas ficarão registadas no sistema límbico e condicionarão a resposta sexual.

Uma má resposta pode criar em nós um estado de culpa e de ansiedade que se repercute na nossa saúde física e emocional. Daí a importância da comunicação e da educação adequadas. Por sorte, a nossa capacidade de consciência permite-nos modificar as nossas informações adquiridas e orientar-nos de novo para a saúde.

SEXO fonte de saúde e prazer _____

O sistema límbico é a zona situada entre o córtex e o centro do cérebro. Controla a temperatura, a tensão arterial, o nível de açúcar no sangue e o nosso relógio interno. É um armazém de reacções emocionais, sobretudo aquelas associadas ao sexo e à agressividade.

Experiências com animais e com seres humanos (por razões terapêuticas, claro) localizaram os chamados «centros do prazer» – formando uma cruz –, situados junto de uma glândula chamada hipotálamo, na base do cérebro. Estes centros encontram--se muito próximo dos que controlam as funções sexuais; daí, a sua interligação.

Estimulado através de uma alavanca ligada a uns eléctrodos, o ratinho da experiência desencadeava reacções de prazer que o mantinham num estado de êxtase comparável à máxima felicidade humana, sendo mais saudável e vital do que os outros ratinhos que não participavam na experiência. Os ratos estimulados tornavam-se mais atentos e mais enérgicos, como se o prazer infundisse neles maior vitalidade. Contudo, também se descobriram os chamados «centros da dor», que o conduziam a um estado comparável a um inferno psíquico. Felizmente a natureza é generosa e, no caso do ratinho, os centros do prazer são sete vezes mais amplos do que os da dor.

Actividades que desenvolvem o prazer

Estimulando outra região do cérebro, o tálamo, desencadeia--se a ejaculação. Os centros das funções sexuais estão muito perto dos centros da agressividade. Daí a existência da relação entre estas duas funções primárias e a importância de reconhecer e exprimir sadiamente os nossos impulsos agressivos, de maneira que não se transformem numa bomba-relógio que iniba a nossa expressão sexual.

Outra zona do cérebro relacionada com a sexualidade é o córtex ou camada superior do cérebro. Divide-se em dois hemisférios: o direito, que se encarrega das funções não verbais (a intuição, a imaginação, etc.) e o esquerdo, que é responsável pelas funções verbais, racionais e lógicas. Estão unidos pelo corpo caloso de fibras nervosas.

_____ Active o maior órgão sexual: O CÉREBRO

Normalmente tendemos a desenvolver mais um hemisfério do que outro, dependendo da nossa propensão. A maior saúde mental provém de um equilíbrio entre os dois, que se pode trabalhar com práticas como a meditação, a relaxação e – por que não? – o sexo. Durante o estado orgástico o corpo caloso une os dois lados, originando aqueles momentos de êxtase e de imensa felicidade que transcendem a simples descarga física.

Evite a ansiedade: melhore o seu sistema nervoso

Quem nunca se sentiu, alguma vez, paralisado pelo medo? Todos conhecemos essa sensação de secura na boca e esse estado de alerta tenso em que parece que não temos os pés no chão.

A ansiedade é um mecanismo de defesa do organismo perante qualquer situação de perigo, real ou imaginária. É aquela espera angustiante provocada pelo medo. O cérebro transmite ordens ao corpo para preparar uma reacção de ataque, de defesa ou de fuga. O sangue dirige-se para o coração e para o sistema muscular, e diminui nas zonas que não intervêm na luta, como a dos órgãos genitais.

Como todos os comportamentos humanos, a ansiedade é muito válida em situações reais de risco. Mas é altamente negativa quando se instala como mecanismo de reacção perante circunstâncias que só surgem como perigosas na mente do indivíduo. Neste caso, estamos a sobrecarregar-nos com adrenalina, o coração trabalha o dobro e, se não soubermos lidar com a situação, ficaremos paralisados e perderemos a nossa capacidade de actuar racionalmente.

Como a resposta de ansiedade tem origem no cérebro, determinadas ideias, como a de enfrentar um exame, provocam este mecanismo. O problema surge quando não podemos dominar a ansiedade e, em vez de ser uma resposta positiva que nos põe em estado de alerta para superar a situação (num exame pode estimular-nos a responder com maior exactidão e acerto), impede a interacção do indivíduo com a situação.

SEXO fonte de saúde e prazer ─────────────────

Como se formam as ideias?

Se quisermos vencer uma situação de ansiedade, teremos de analisar a ideia que provoca este mecanismo. Devemos examiná-la cuidadosamente, evitando envolver as nossas emoções, e dar-nos conta de que, embora a situação pudesse tornar-se ameaçadora e fosse válida a resposta ansiosa (como quando fazemos amor pela primeira vez), agora podemos analisá-la e integrá-la, esvaziando-a do medo.

O nosso cérebro é formado por biliões de células chamadas neurónios, que permutam informação através de impulsos eléctricos. Estes viajam pelas ramificações da célula até ao seu núcleo e geram substâncias químicas – os neurotransmissores – que actuam como mensageiros entre o cérebro e a medula espinal.

A ansiedade que experimentamos no primeiro encontro com o nosso parceiro produz-se porque perante uma experiência nova e desconcertante o cérebro transmite ordens às glândulas supra-renais para que produzam uns neurotransmissores chamados adrenalina e norepinefrina, que alertam todo o organismo. Preparamo-nos para um possível «perigo». O que é um mecanismo normal converte-se em patológico quando se não pode parar este estado de tensão, já que a produção exagerada de neurotransmissores deprime o nosso sistema imunológico e deixa-nos expostos à doença.

Queixamo-nos de que em momentos de muita tensão acabamos por ficar constipados e culpamos a má sorte; mas trata-se apenas de uma resposta do corpo, que não pode suportar mais stress.

Reguladores do bem-estar

Outro tipo de reguladores são os neuropeptídeos, que incluem as endorfinas, calmantes naturais que se produzem depois de um exercício físico intenso, quando existe dor nalgumas partes do organismo e durante a relaxação sexual. A sensação de euforia e de bem-estar bloqueia a dor e gera um estado de paz e de alegria que nos transporta para fora de nós.

Na verdade, como seres inteligentes que somos, podemos

_____ Evite a ansiedade: melhore o seu sistema NERVOSO

escolher que sensações queremos ter. Se decidir estimular a produção de endorfinas, terá de:

- Fazer exercício regularmente.
- Entregar-se a coisas que iluminem o espírito: ouvir música, ir ao teatro, uma conversa enriquecedora com um amigo, um filme que nos emocione, etc.
- Rir-se: uma boa gargalhada fornece mais oxigénio aos pulmões e enche-nos de endorfinas.
- E, evidentemente, uma prática sexual sã e gratificante.

Mas muitas vezes não é assim tão fácil e o sexo torna-se uma fonte de ansiedade.

Durante a adolescência estamos «a ensaiar» a nossa imagem corporal perante os outros e os primeiros encontros são sempre acompanhados de muita insegurança, infelizmente quase sempre por falta de informação. Tememos não «estar à altura» das circunstâncias e desconhecemos a nossa capacidade de nos satisfazer e de satisfazer o nosso par. Se isto for acompanhado de sentimentos de culpa por estarmos a fazer algo de errado, então será normal que, em vez de sentir prazer, acabemos por ficar tensos e ansiosos.

Algo parecido acontece quando somos adultos. Sentimentos de inadaptação, baixa auto-estima e, às vezes, medo de repetir experiências negativas, voltam a condicionar-nos e o cérebro envia sangue para todas as partes menos para onde mais precisávamos dele. Esquecemo-nos das sensações agradáveis e pomos todo o empenho em alcançar os nossos objectivos e, assim, em vez de nos deixarmos surpreender e fluir no acto sexual, damos demasiada importância às manipulações e observamos as reacções do nosso par. Em suma: pensamos em vez de actuar. E isto cria um círculo vicioso que gera mais ansiedade, mais culpa, mais medo...

Como chegar à saúde através do sexo, se ele pode ser fonte de ansiedade em vez de prazer?

Voltemos ao nosso cérebro. Durante a nossa primeiríssima infância, a forma como nos relacionamos com o mundo criou

SEXO fonte de saúde e prazer _____

as nossas primeiras impressões. Imagine-se que o cérebro de um bebé é um CD em branco no qual se gravam todas as suas experiências sem distinguir se eram ou não saudáveis para si. Simplesmente aceitou-as: «Se os adultos se relacionam comigo desta maneira, é assim que devo ser».

Qualquer forma de privação sensorial nos primeiros meses, como no caso de um bebé que receba maus tratos ou seja abandonado, faz com que, depois, se estabeleçam no indivíduo determinados códigos de conduta.

Os neurónios estabelecem conexões que, quando formos adultos, consideraremos como «o caminho a seguir», sem pensar que há uma infinidade de caminhos possíveis. Mas não caiamos no mais fácil. Se procuramos livrar-nos do sentimento de culpa, não culpemos agora os nossos pais ou a sociedade dizendo: «Foi isto que fizeram de mim!». Provavelmente eles sofreram tanto como nós e era a única coisa que podiam ensinar-nos porque era o que pensavam ser o melhor para nós. Está demonstrado que os bebés que sofrem maus tratos são filhos de pais que também os sofreram na sua infância. Por isso, não nos detenhamos no passado e vejamos o que se pode fazer para melhorar o presente.

Os centros do prazer e da agressividade estão relacionados entre si. Isto explica que o trabalho com a nossa agressividade, a sua manifestação sã e desdramatizada, seja fundamental para podermos desfrutar do sexo e da vida sem medo dos impulsos mais instintivos. A agressividade é vital para a sobrevivência e a sua repressão acarreta problemas psicológicos.

Chaves para combater a ansiedade

REPROGRAMEMOS O NOSSO CÉREBRO

Quando éramos pequenos não tínhamos controlo consciente sobre a informação que recebíamos. Agora temos e, por isso, podemos decidir o que queremos na nossa personalidade e na nossa vida. Há muitas técnicas, como a psicoterapia e a programação neurolinguística, que nos podem ajudar a libertarmo--nos de informações erradas sobre a nossa personalidade, o

40

_____ Evite a ansiedade: melhore o seu sistema NERVOSO

nosso corpo e a nossa sexualidade. Crie caminhos novos no seu mapa mental e, assim, poderá libertar-se de fobias e ansiedades, e reexplorar a sua visão do mundo e do sexo.

Utilizemos a desinibição sistemática.

É uma técnica desenvolvida para tratar de situações que geram grande ansiedade e aplicada posteriormente às fobias e disfunções sexuais. Baseia-se em dois princípios:

• Não se pode sentir duas emoções ao mesmo tempo.

• Pode conviver-se com uma situação que nos provoca ansiedade, chegando, gradualmente, a perder o medo dela.

Se, por exemplo, uma criança tiver medo da água, tomar banho com o pai fará que pouco a pouco se vá habituando; porque a segurança que o pai lhe transmite fará com que o medo vá diminuindo e acabe por gostar da água.

Embora de início convenha praticar esta técnica com um terapeuta, sobretudo quando se trata de medos muito profundos, nas situações do dia-a-dia ela poderá ajudar a recuperar o controlo das nossas emoções de maneira simples e gratificante.

APRENDER A RELAXAR

Procure obter um estado de relaxação que ajude a diminuir a tensão muscular. Neste estado, imagine cenas que lhe causem ansiedade, começando pelas mais suaves e avançando progressivamente para as que causem maior mal-estar. Mantenha-se sempre em estado de relaxação e respire profundamente. Como a relaxação e a ansiedade são estados incompatíveis, pouco a pouco, daremos pequenos passos de modo que a segunda irá enfraquecendo até chegar a desaparecer totalmente. Mas nunca pretenda atingir os extremos; avance gradualmente e verá que o que lhe metia tanto medo irá perdendo a sua força.

CONTROLE AS SENSAÇÕES

Especialmente no caso de problemas sexuais, concentre a atenção nas sensações corporais, nas carícias e, enquanto houver um estado de ansiedade, respire, relaxe os músculos e recomece com paciência e alegria. Não o conseguirá num dia,

SEXO fonte de saúde e prazer _____

mas, se praticar com frequência, perceberá que esses pequenos triunfos são passos de gigante no caminho para a saúde integral, já que se sentirá mais fortalecido ao saber que pode vencer os seus medos.

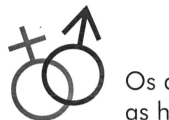

Os aliados da saúde: as hormonas

Quando um estímulo chega ao cérebro, o hipotálamo desencadeia uma reacção de estimulação hormonal. As hormonas (vocábulo cuja raiz grega significa excitação, movimento) são segregadas pelas glândulas endócrinas que preparam o corpo para os processos orgânicos que intervêm na sexualidade.

Imagine que o seu parceiro lhe sussurra ao ouvido ou o acaricia. O cérebro processa estes estímulos e transmite as ordens ao hipotálamo que se põe em contacto com:

- A hipófise ou glândula pituitária.
- As glândulas sexuais ou gónadas (testículos e ovários).
- As glândulas supra-renais.

O hipotálamo «avisa» a hipófise e esta liberta hormonas que estimulam as gónadas. Estas hormonas viajam pelas vias sanguíneas até aos testículos ou ovários (outras hormonas, por exemplo as segregadas pelas glândulas mamárias ou a próstata, viajam por canais próprios).

As hormonas sexuais intervêm na diferenciação dos sexos e no processo de reprodução, assim como no desejo e nos comportamentos sexuais. Os testículos produzem os andrógenos, o mais importante dos quais é a progesterona que desempenha um papel importante na activação da libido. Os ovários produzem os estrogénios e a progesterona.

Mas os andrógenos não são exclusivos dos homens nem os estrogénios e a progesterona das mulheres. Os testículos produzem uma pequena quantidade de estrogénios e o córtex

SEXO fonte de saúde e prazer _____

das glândulas supra-renais segrega testosterona. Homens e mulheres produzem as mesmas hormonas, mas em quantidades diferentes. As hormonas são responsáveis pelas mudanças físicas da puberdade e do ciclo menstrual da mulher.

A testosterona: mito ou realidade?

Actualmente, há um excesso de publicidade à testosterona, apresentando-a como panaceia para a falta de desejo sexual. Mas o desejo não é assim tão simples, dado que o ser humano não é apenas animal: intervêm mecanismos mais complexos, como bloqueios mentais produzidos por culpabilidade, crenças erróneas, traumas, etc., e doenças físicas ou falta de energia.

É verdade que a testosterona aumenta o desejo e que qualquer desarranjo hormonal tem de ser compensado. Mas daí a acreditar que tomando um comprimido seremos uns mestres sexuais vai um abismo. Experiências com homens de mais de 60 anos e com os que sofrem de impotência demonstram que na maior parte dos casos a taxa de testosterona é normal.

Além disso, os preparados com testosterona são pouco recomendáveis. A sua toxicidade para o fígado é elevada, pois incluem doses ínfimas da hormona que não chega ao seu destino porque é destruída pelos sucos gástricos! As injecções de testosterona são mais fiáveis, mas menos rentáveis economicamente para a indústria farmacêutica.

Quanto à mulher, é certo que a testosterona aumenta a sua libido, mas, além de masculinizar a mulher, provocando o aparecimento da penugem corporal, inibe a produção hormonal ovárica, o que é desaconselhável quando se procura engravidar.

O paradoxo humano: desejo e reprodução não são a mesma coisa

Até há pouco tempo, a nossa informação social e cultural relacionava o sexo com a reprodução. Mas também ainda recentemente, saúde e sexo não só não estavam unidos mas até opostos, como no caso da masturbação.

Se isto fosse verdade, deveríamos ter desejo sexual unicamente nos ciclos em que as hormonas femininas, os estrogénios,

_____ Os aliados da saúde: AS HORMONAS

estivessem na sua fase mais alta, quer dizer no momento da ovulação. Se se injectar hormonas femininas numa gata, ela entrará imediatamente em cio. Ora, a hormona responsável pela excitação feminina é a hormona masculina e se se injectar estrogénios na mulher inibiremos a sua libido, embora aumentemos a sua capacidade de reprodução.

Como se explica que o ser humano não tenha ciclos de reprodução? Se o desejo fosse tão prejudicial como nos fizeram crer, teríamos ciclos bem definidos de desejo sexual e etapas em que evitaríamos o contacto.

O ser humano está disponível para a sexualidade em todos os momentos e em todas as idades. Na infância, a reprodução de hormonas é mínima; no entanto, o bebé explora os seus órgãos genitais, porque é capaz de experimentar por si mesmo e de procurar prazer. No ancião, a produção de testosterona diminui, mas não a capacidade de sentir nem o desejo do contacto íntimo, que não tem de ser uma competição de ejaculações.

Somos os únicos animais superiores (excluímos naturalmente as bactérias) que podem realizar o acto sexual em qualquer momento, independentemente do ciclo hormonal em que a mulher se encontra. Se temos esta capacidade, não será porque o sexo é mais importante do que pensamos? Não é ele um instrumento de comunicação e de prazer? Não está à nossa disposição para que o utilizemos para sermos melhores física, emocional e espiritualmente, e alcançarmos a saúde?

Certo odor corporal...

O olfacto está muito relacionado com a sexualidade, já que o hipotálamo também se encarrega de processar as impressões olfactivas. Nos animais, os órgãos sexuais segregam para o exterior uma substância química glandular, as feromonas que, além de servirem para comunicar com os da sua espécie (marcar o território, por exemplo), também estimulam o desejo.

Nas mulheres observou-se que, no momento da ovulação se produz uma substância ácida volátil, parecida com a segregada pelas fêmeas dos macacos Rhesus, que excitaria o homem,

SEXO fonte de saúde e prazer _____

mas a um nível muito inconsciente. Parece que não estamos assim tão distantes da Natureza!

No entanto, na nossa sociedade há uma tendência para anular o odor corporal, especialmente o genital, pela associação infeliz que se faz entre o sexo e a sujidade.

Cuidado! Não estou a propor que deixemos de nos lavar três dias antes da união sexual; pelo contrário, a higiene é bem necessária para evitar infecções. O que sugiro é que, depois da higiene diária, um odor corporal natural pode ajudar a desencadear a excitação.

Por que será tão importante um bom funcionamento hormonal?

• Estimula os sentidos, especialmente o olfacto. Um amante agradavelmente perfumado, limpo – mas não asséptico – ajudará a aumentar o desejo.

• Vigia o peso. Os desequilíbrios hormonais, especialmente nas mulheres, provocam um aumento de peso que se pode corrigir com uma terapia hormonal adequada.

• O cansaço físico é sintoma de desequilíbrio. Naturalmente, se estivermos muito cansados para cumprir bem o nosso dia-a-dia, como poderemos estar aptos para o sexo? O cansaço pode dever-se a um desequilíbrio hormonal, mas seguramente haverá também factores psicológicos. Arranje tempo para si, relaxe e lembre-se de que no sexo é mais importante o caminho do que a meta.

• *Stress*, nervosismo e depressão. De novo, as hormonas desempenham um papel importante. Em muitos casos de depressão, há um desarranjo hormonal. O desporto e a alimentação sadia podem ajudar-nos a elevar o nível de endorfinas e uma boa terapia psicológica pode auxiliar-nos a superar algumas etapas e a amadurecer com as mudanças do nosso corpo, como na menopausa.

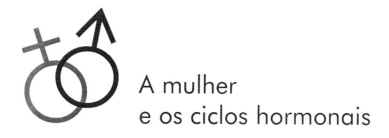
A mulher e os ciclos hormonais

Sexo e menstruação

Durante muitos séculos, a menstruação foi um dos tabus ligados ao sexo. A mulher era considerada «impura» quando estava menstruada e nalgumas religiões era-lhe até proibido tocar nos Livros Sagrados e nos alimentos, que se julgavam «contamináveis» em contacto com tamanha baixeza. Seria medo do poder criador da mulher?

Actualmente, apesar dos avanços da civilização, faz-se tudo o que é possível para dissimular este «inconveniente». A publicidade bombardeia-nos com anúncios de produtos que ajudam a mulher a sentir-se «limpa», como se a menstruação fosse sinónimo de sujidade e não uma expressão natural do corpo feminino.

A prática do sexo durante a menstruação depende mais do gosto dos amantes do que de uma indisponibilidade física real. Há mulheres que durante este ciclo sentem falta de desejo, enquanto outras em nada são afectadas por ele.

Se se desejar ter relações durante a menstruação, simplesmente dever-se-á cuidar bem da higiene (não esquecer de ter toalhas à mão). É recomendável o uso de preservativo, especialmente se a relação não for monogâmica. Depois de fazer amor pode continuar-se a união tomando um duche juntos.

Sexo e síndroma pré-menstrual

Mulheres, finalmente dão-vos razão! O síndroma pré-menstrual compreende as alterações físicas e psíquicas de que

SEXO fonte de saúde e prazer ————————————————

algumas mulheres padecem nos dias imediatamente anteriores às regras. Não sois histéricas; a verdade é que no vosso corpo se produzem mudanças hormonais, desce o nível da progesterona e aumenta o de outras hormonas, como a pós-glandina, que alteram o vosso funcionamento físico.

Durante estes dias, a mulher apresenta sintomas como dores de cabeça, retenção de líquidos, congestão pélvica, turgidez mamária, irritabilidade, depressão e insónia. É a causa de ficarem mais sensíveis ou mal-humoradas, mas não há razão para que não melhorem a saúde e combatam os sintomas. Também têm de viver durante estes dias!

Um reforço de vitamina E, uma dieta baixa em sal (ajudará a não inchar), exercícios de relaxação e de meditação, chás tranquilizantes e sexo ajudam e podem eliminar os incómodos destes dias. Não se trata de fazer um sacrifício, mas de se cuidarem com carinho!

Em que é que o sexo ajuda?

• Descongestiona a pélvis, já que as contracções do orgasmo bombeiam sangue para o resto do corpo e aliviam a sensação de peso. As endorfinas que se produzem depois do acto sexual aliviam a irritabilidade e a depressão.

• O contacto físico centra as sensações, induz a relaxação e altera a percepção sensorial, deixando-vos receptivas e elevando o tónus corporal; e, como não se pode sentir felicidade e depressão ao mesmo tempo..., caberá a vós escolher!

• Além disso, o tacto é uma fonte importantíssima de comunicação e de transmissão de sentimentos, o que ajuda a auto--estima e a sentir-vos amadas e desejadas.

• Se, nesses dias, os vossos peitos estiverem demasiado sensíveis, sugiram ao vosso parceiro que os massage suavemente.

• Se não tiverem parceiro, a masturbação é um recurso ao vosso alcance para eliminar as dores de cabeça, mais acessível e agradável do que qualquer medicamento (talvez seja por isso que tem tão má publicidade).

A mulher e os ciclos HORMONAIS

Sexo e dismenorreia

A dismenorreia é o conjunto das dores e alterações que a mulher sente durante a menstruação. As causas podem ser:

• Físicas: mudanças hormonais ou retroversão do útero (útero voltado para trás).

• Psicológicas: a rejeição da própria feminilidade e informação negativa.

Se a causa for física, conte com a ajuda do sexo. Já referi os benefícios da masturbação e do coito para aliviar a congestão pélvica. O exercício físico equilibra o transporte do sangue a todo o organismo. Embora lhe pareça que não pode realizar qualquer tipo de movimento, o sexo e os exercícios pélvicos fazem mais pela mulher do que se esta ficar prostrada na cama sem saber como acalmar a dor.

Através do movimento estabelece-se contacto com a energia vital que circula pelo corpo; e não estou a falar de conceitos metafísicos, mas de algo tão simples e maravilhoso como a circulação do sangue e do sistema linfático, que realizam todas as permutas químicas que nos mantêm sãos.

Estimulemos a vitalidade por meio do sexo! Os exercícios de relaxação ajudá-la-ão a concentrar a sua atenção nos ovários e no útero; em cada inspiração imagine que leva todo o oxigénio àquela zona; na expiração, pouco a pouco, a dor diminuirá. É simples, mas funciona!

Se as causas forem psicológicas, o sexo volta a proporcionar--nos uma chave para a saúde. Se a mulher não se aceita como tal, se para ela os processos cíclicos femininos são uma mostra de fraqueza e não um dom da Natureza, dificilmente poderá aceitar a sua sexualidade e menos ainda utilizá-la em benefício da sua saúde.

É pena que o ventre da mulher seja tão pouco apreciado na nossa sociedade. Porque incha durante a menstruação, é disfarçado sob a roupa. E se, além disso, provocar dor, será difícil que a mulher se sinta orgulhosa do potencial de prazer e de felicidade que ele proporciona.

SEXO fonte de saúde e prazer _____

Vivemos numa sociedade mediatizada pelos conceitos masculinos e muitas vezes é difícil para as mulheres serem regidas por ciclos não lineares, mas circulares. A mulher deve reconciliar-se com a sua feminilidade e não pretender ser o que não é.

Para isso, pode fazer este exercício de aceitação.

Coloque-se nua diante do espelho e não se julgue pelos modelos externos que a sociedade impõe; aprecie a beleza do seu corpo, pois ele permite estar viva e celebrar a vida. Relaxada, acaricie-se enquanto fixa o olhar nos seus olhos reflectidos no espelho. Sempre que surja um pensamento negativo («Não gosto destes peitos!», «As minhas coxas chegam aos joelhos!», «Esta celulite é inestética!»), deve parar e repetir em voz alta: «Gosto desta parte do meu corpo e aceito-a assim!».

Não propomos que descure o seu corpo, já que pode melhorar a sua saúde e a sua imagem corporal com uma mudança de dieta ou exercício. O que proponho é que mude aquilo de que não gosta através da aceitação e não da aversão porque, embora não acredite, o corpo regista, através do sistema nervoso, as ordens negativas que lhe enviamos por intermédio do cérebro, podendo provocar a doença.

É provável que não consiga falar e que, ao fixar os seus olhos reflectidos no espelho, entre em contacto com aquela menina que recalcou durante tanto tempo. Não se deixe vencer pelas suas ideias negativas. Pode reinventar a sua vida a cada momento porque, em última instância, é quem tem o poder sobre os seus pensamentos. É possível que sinta vontade de chorar; exprima-o e ame o seu corpo cada vez mais.

Pode acontecer que surjam pensamentos adquiridos por educação familiar ou social. Como não são seus, pode abandoná-los. Fomos crescendo a ouvir que as regras da mulher são dolorosas. Provavelmente a sua avó ou a sua mãe já se queixavam deste «castigo de ser mulher» e, inconscientemente, associa menstruação a mal-estar.

Quando terminar o exercício, terá entrado em contacto com algo muito íntimo e desconhecido que a ajudará a reconciliar-se consigo. Se ousar ou tiver prática de trabalhar com o seu psiquismo, acaricie-se plenamente diante do espelho (olhando

50

_A mulher e os ciclos HORMONAIS

sempre para os seus olhos) e esforce-se por se aceitar plenamente como ser sexual que celebra a força da vida através do seu corpo.

Sexo e menopausa

Durante a puberdade, o início da menstruação faz com que a adolescente fique consciente da sua função de reprodução. Abandona o papel de «menina» que teve até então e entra numa nova fase de evolução vital.

A menopausa volta a marcar uma transição para a nova maneira de viver a feminilidade. A mulher deixa de ser fértil e esta importante mudança tem consequências físicas e psicológicas que podem afectar a vivência da sexualidade.

No corpo da mulher operam-se mudanças físicas nos anos anteriores à interrupção das regras. Neste período (o climactério), que pode começar entre os quarenta e os cinquenta anos (varia consoante as mulheres), podem registar-se algumas alterações:

• Começam a descer os níveis de estrogénios; consequentemente, a vagina é menos lubrificada e a secura vaginal pode provocar irritações.

• Os ovários diminuem de tamanho e começam a produzir menos óvulos.

• Os tecidos epiteliais da vagina e da vulva adelgaçam-se e perdem elasticidade.

• Durante a excitação, os lábios vaginais não mudam de cor tão facilmente; o tamanho do clítoris diminui e a sua cobertura perde parte do tecido gordo.

• O clítoris perde parte da sua erecção depois do orgasmo.

• A perda de elasticidade e de força na musculatura e nos tecidos do aparelho reprodutor fazem com que neste período apareça a incontinência urinária.

• As mudanças hormonais manifestam-se em sintomas como subidas bruscas de temperatura, suores, dores de cabeça, fadiga, ansiedade, palpitações cardíacas, dores nas articulações e aparecimento de osteoporose.

SEXO fonte de saúde e prazer

Mas mais importante do que estas alterações físicas, cujos sintomas se podem suavizar com uma terapia de substituição dos estrogénios, exercícios de Kegels e um complemento de vitaminas e minerais, a consciência da mudança para a velhice é que produz na mulher mais alterações psicológicas.

A menopausa coincide com uma época de «colheita» do que se semeou durante a idade adulta. Se a mulher viveu voltada para os outros em prejuízo do seu próprio desenvolvimento como ser independente, vivendo para a sua família ou deixando de lado a sua vida profissional, agora é o momento de projectar uma nova orientação. Os filhos abandonam o lar, podendo acontecer que ela não se sinta «necessária» e que a relação com o seu marido precise de um novo enfoque de modo que ele preste mais atenção às necessidades dela.

Outro problema importante é a tomada de consciência da passagem do tempo. Perder a capacidade reprodutora não significa deixar de existir sexualmente e o envelhecimento do corpo é um processo natural de todo o ser humano. Mas a nossa cultura dá uma importância excessiva à juventude. Poucas mulheres famosas pela sua beleza continuam a sê-lo para a sociedade quando passam os quarenta anos, a menos que tenham uma personalidade forte. Os anos trazem a sabedoria, a serenidade e a maturidade e isso não enruga.

A menopausa pode ser uma época em que se pode desfrutar de uma nova dimensão da vida. Não há a preocupação com gravidezes e o tempo dá perspectiva e relativiza os problemas da vida. Sentir-se desejada e sexualmente activa é importante para a saúde em geral, porque:

• está provado que a produção hormonal cresce se for a mulher a tomar a iniciativa nos encontros sexuais;
• além disso, fortalece e exercita os músculos pubiococcígeos, que se manterão mais elásticos e em forma.

Não abandonar a actividade sexual durante a menopausa confirma a feminilidade. Ganha-se em experiência e compreensão e, nesta nova etapa, a vida sexual também pode ser mais gratificante para a mulher e para o seu par.

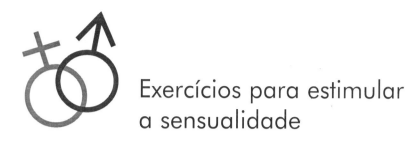

Exercícios para estimular a sensualidade

A sensualidade é inerente ao ser humano, mas é uma das áreas mais desconhecidas. A sensualidade associa-se ao sexo mas, embora seja parte do acto sexual, tem uma força própria independentemente dele.

Temos a nossa sensualidade muito reprimida, mais até do que a sexualidade. O sexo tem uma expressão mais franca, quer seja pela sua função reprodutora, quer pelo seu impulso instintivo, embora fique pela mera descarga física. Mas pensa-se que a sensualidade é «desnecessária». De que nos serve desfrutar do nosso corpo num contexto em que tudo se mede pela produtividade?

Desfrutar a sensualidade é uma manifestação de vida e de harmonia connosco mesmos e com o que nos rodeia. É a porta por onde entramos na estimulação dos nossos sentidos e na revitalização do nosso corpo, dentro ou fora do acto sexual, se bem que estejam inter-relacionados.

O acto de comer e saborear uma maçã será sensual ou sexual? É claro que se dirá que é sensual, já que o sexo é «outra coisa»; mas onde está a linha que define esta expressão vital? Se quisermos que o sexo faça parte do nosso plano de saúde, terá de ser um acto de entrega aos sentidos. Poderemos ter sexo genital, mas perder-nos-emos em muitos campos do nosso ser total, se não transformarmos esse momento numa oportunidade para inundar de felicidade e de energia as nossas componentes físicas, mentais, emocionais e, até, espirituais.

A conexão com a sensualidade pode tornar-nos seres mais saudáveis e integrados. Se o facto de estarmos bem equipados para reconhecer e desfrutar dos estímulos sensoriais não tivesse outro fim além da procriação ou da sobrevivência, provavelmente ao longo da nossa carreira evolutiva teríamos deixado pelo caminho metade dos sensores de que dispomos.

Se pensarmos na sua utilidade no âmbito animal, veremos que os estímulos sensoriais têm um sentido independente da função para que foram criados. Então, não será porventura lícito ou até saudável para o ser humano desfrutar do prazer sensual?

Desenvolva o potencial dos seus sentidos

A VISÃO

Vejamos como as mudanças de luz alteram os nossos estados emocionais. As luzes indirectas e suaves induzem a relação, enquanto as luzes fortes e brilhantes despertam-nos e tornam--nos vivos. Se não estivéssemos tão desligados da Natureza, verificaríamos que ela é muito sábia nos ciclos vitais: durante o dia temos uma energia diferente da nocturna, tal como os povos que têm menos horas de sol desenvolvem personalidades mais introvertidas e intelectuais que os de clima mais benigno, que são mais vitais e extrovertidos.

Também se pode falar da importância das cores: a gama cromática altera a nossa reacção emocional. Experimente e utilize o seu poder. As cores quentes estimulam a produção hormonal, revigoram e excitam, enquanto as cores frias têm um efeito sedativo, calmante e mais apto à interiorização. Nos hospitais usam-se as cores verde e creme pela sua sensação calmante; todos associamos o vermelho ao sexo por ser um estimulante da circulação sanguínea. As cores intensas provocam reacções mais fortes do que as cores-pastel, mais subtis, como os brilhantes fazem reagir mais do que as mates, mais relaxantes.

Use as cores para criar ambientes e para variar os estados de alma. Se estiver triste, use o laranja em vez do azul, mas vista dessa cor se andar alterado, e evite o vermelho. Não abuse do negro que, apesar de estar na moda, é uma cor que acentua a introversão e o isolamento. Decore a casa segundo o estado de alma que quiser criar nos vários aposentos. Deleite a vista: a

_____ Exercícios para estimular A SENSUALIDADE

visão de uma paisagem agradável cria endorfinas que o farão sentir paz e harmonia.

No sexo, a visão tem grande importância. Na nossa sociedade é um dos sentidos mais desenvolvidos e em que mais confiamos, em prejuízo nosso, muitas vezes.

A visão ou a recordação de uma cena sexual é suficiente para nos excitarmos. O cérebro associa estas imagens às sensações corporais e provoca uma resposta. Crie um ambiente de luz cálida e indirecta e recrie-se a olhar para o seu parceiro: pode ser suficiente para antecipar no corpo a reacção necessária para posteriormente realizar o acto sexual.

Se partilhar este momento com a luz apagada com os medos e as vergonhas deitados ao seu lado, estará a perder um dos estímulos mais excitantes. Atreva-se a experimentar à luz do sol; afinal o seu par também é humano e não estará isento das imperfeições do seu corpo nem das alterações da passagem do tempo.

O Olfacto

É um dos nossos sentidos mais desenvolvidos. Actualmente já não precisamos dele para nos defendermos ou procurar comida.

Embora investigações recentes confirmem que o ser humano também liberta feromonas e até esteja na moda incluí-las na composição de alguns perfumes, não entramos imediatamente em cio pelo facto de cheirarmos outro corpo: as nossas reacções são mais complexas. E mais: apesar de a higiene ser necessária para a saúde, por vezes escondemo-nos por detrás de um mostruário de perfumes.

Deveríamos confiar mais no nosso olfacto como meio de nos relacionarmos com o mundo, pois não é por acaso que se diz da pessoa intuitiva que «tem bom faro». O nosso olfacto não está tão desenvolvido como o dos animais. Mas, mesmo assim, ainda não reparou que cada pessoa tem um cheiro característico? E que há pessoas cujo odor nos afasta, enquanto outros nos atraem? Duas pessoas que utilizam o mesmo perfume nunca cheiram da mesma maneira, porque o odor do nosso corpo é tão particular e único como a nossa configuração genética.

SEXO fonte de saúde e prazer _____

No entanto, na nossa sociedade, poucas vezes entramos em contacto directo para nos cheirarmos, até porque seria muito mal visto! Mas de modo nenhum se deve desdenhar este sentido, já que os receptores olfactivos que se encontram no interior do nariz transmitem à glândula pituitária informação e fazem com que se desencadeiem no cérebro reacções emocionais: podemos sentir nojo de um cheiro por causa das nossas associações pessoais ou, então, recordar um momento da nossa infância ao cheirar uma comida.

A aromaterapia estuda o efeito que determinados aromas têm no nosso organismo. Destilando as plantas, conseguem-se óleos essenciais que, ao evaporar-se mediante aquecimento, emanam as propriedade da planta.

• Se quisermos obter um efeito tranquilizante, a alfazema ou lavanda, o cipreste, a camomila ou macela relaxar-nos-ão.

• Se quisermos estimular-nos, poderemos experimentar o limão, a menta, a bergamota ou o tomilho.

Um conselho: deve aprender-se a reconhecer o efeito que os diversos aromas provocam em nós.

O Palato

Nem só de pão vive o homem! Como acontece com os outros sentidos, podemos ter uma experiência orgástica saboreando uma comida. Refinámos o acto biológico de comer e tornámo-lo uma experiência sensual e festiva. A boca é um órgão muito importante, e através da comida podemos inclusive conseguir compensar uma vida sexual insatisfatória (todos conhecemos a imagem do frade gorducho).

Uma enfartadela de comida não é o mais adequado para uma prática sexual sã, porque o corpo fica demasiado ocupado a fazer a digestão. Mas o desfrutar sadio e equilibrado das qualidades das diferentes texturas e sabores proporciona-nos um prazer que nos ajuda a sentir bem.

Além disso, o nosso corpo também «sabe». Um corpo limpo e são, sem o excesso de toxinas produzido pela alimentação ou pelo *stress*, mas que não seja uma degustação ao vivo de

_____ Exercícios para estimular A SENSUALIDADE

produtos de cosmética, tem uns sabores particulares que estimulam o desejo.

Pode começar por provar, sozinho ou em casal, alimentos de sabores, texturas e temperaturas diferentes. Comece com um alimento doce, frio ou morno (como uma musse de chocolate) e aprecie a sensação e o que ela evoca; continue com um áspero, quente e amargo (como a alcachofra) e aprenda a distinguir em que zona da língua se localiza esse sabor. Verá que, conforme o estado de alma e as suas carências nutricionais, tenderá mais para um ou para outro tipo de alimentos.

• Se partilhar esta prova com o seu par, poderá experimentar os sabores misturados com a sua pele, convertendo o acto sexual num festim. Mas, se usar preservativos ou tampões de látex, deve ter cuidado para só servir alimentos que não contenham óleos ou gorduras animais, como chocolate, nata, manteiga, gelados, etc. Utilize apenas alimentos sólidos ou com alto teor de água como frutas, mel, licores ou xaropes.

A AUDIÇÃO

É um sentido poderoso para a estimulação. A música cria estados anímicos muito diferentes segundo o estilo que se ouvir; pode relaxá-lo, enchê-lo de energia ou stressá-lo segundo o tipo de música que escutares.

A música, por intermédio do cérebro, ecoa em todo o nosso sistema nervoso. Desde a Antiguidade, o ser humano tem expressado os seus sentimentos com ajuda do ritmo e até nalgumas culturas existem danças de transe que utilizam ritmos diferentes conforme a parte do corpo e do espírito que se quer curar.

A poluição acústica das nossas cidades é fonte de doença e mal-estar. O ruído contínuo gera um *stress* que provoca irritabilidade, nervosismo e depressão, embora muitas vezes não estejamos conscientes por estarmos tão acostumados que já faz parte da nossa vida. Se vive na cidade, talvez já lhe tenha ocorrido não poder dormir quando se desloca ao campo por causa de tanto silêncio; se for ao contrário, pensará como se pode viver nesse caos de ruído e de confusão.

SEXO fonte de saúde e prazer _____

Há sons que tranquilizam. Os ritmos pausados e repetitivos, como o mar, provocam em nós um imediato estado de relaxação. Quando estávamos no ventre materno ouvíamos o palpitar do seu coração; e quem não adormecerá gostosamente sobre o peito de outra pessoa?

No sexo, é importantíssimo o que se diz e o modo como se diz. Antecipamos o prazer quando o nosso par nos sussurra ao ouvido ou ouvimos os seus gemidos. Além da comunicação verbal, que pode ajudar-nos a dissipar medos e a exorcizar as nossas frustrações, o que nos dizem ou dizemos ao nosso par no momento do acto sexual pode incrementar o prazer.

O sexo é algo tão particular como a própria pessoa e não há nada correcto ou incorrecto na sua prática. Há pessoas que atingem o orgasmo gritando como uma sirene de ambulância ou outras de maneira mais silenciosa, segundo o seu sentir. Exprimir através do som, sem contudo forçar a nossa personalidade, o que estamos a sentir pode ser libertador para nós e estimulante para o nosso par, ainda que possamos emitir sons que nada tenham de humanos!

Utilize a linguagem que preferir. Pode ser doce, dominante, agressiva, provocadora, infantil e – por que não? – obscena. O importante é que nos exprimamos e comuniquemos com o nosso par. Se tivermos algum bloqueio, não saberemos dizer se o que queremos, sentimos ou pensamos estará bem; sugiro que ouse superar os seus limites.

Se realmente confia em si e, por conseguinte, na sua escolha de par, estável ou não, analise por que motivo determinado tipo de linguagem o irrita ou coíbe. Se o ensinaram a pensar que não se dizem «palavras feias», continuará a utilizar eufemismos ou «aquilo» para designar o pénis ou a vagina.

O Tacto

Já falámos da importância do tacto. Eis alguns bons exercícios para praticar só ou em casal:

• expor-se nu ao sol. Desinibe e deixa que a energia solar banhe e aqueça o corpo (mas não se esqueça da protecção solar, sobretudo em determinadas zonas);

_____ Exercícios para estimular A SENSUALIDADE

• fazer uma sessão de sauna e, logo a seguir, mergulhar na água fria, sentindo todo o corpo. Ao terminar, esfregar vigorosamente com uma toalha. O organismo e a pele ficarão despertos e cheios de energia;

• no campo, deitar sobre a erva. Voltará a viver a espontaneidade e a inocência da infância, abandonando o corpo ao contacto agradável com a erva, o sol e o vento;

• experimentar sentir texturas de várias qualidades: com os olhos fechados, tocar com peças de pele, algodão, seda e lã em diversas partes do seu corpo ou no do seu par;

• fazer exercício respiratório: na inspiração, imaginar que se respira com o coração; na expiração, ver o ar a espalhar-se por todo o corpo e a sair através dos poros. Pode também «respirar» com cada parte do corpo que deseja revigorar ou que tenha algum problema de saúde. Inspirar e levar oxigénio e bem-estar à parte que escolher; depois, expire e expulse a tensão ou a dor. É um exercício que pode fazer em qualquer parte, mesmo numa reunião pública.

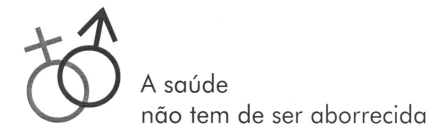

A saúde não tem de ser aborrecida

A brincadeira, o riso e a espontaneidade: pilares do sexo

O sexo perdeu uma parte importante da sua essência: o sentido lúdico. Quando nos entregamos a esta manifestação espontânea da vida muitas vezes fazêmo-lo como uma obrigação, algo muito sério que depende do perfeito seguimento de técnicas com passos predeterminados. Não! O sexo é criatividade e jogo.

Quando estiver de acordo com o seu par, e se sentir com disposição de experimentar e ampliar horizontes, abra caminho à imaginação e crie o seu próprio estilo.

O riso é uma das terapias mais efectivas contra o *stress* e a depressão. Gera endorfinas e activa o sistema imunológico. Quando nos rimos (tal como quando choramos), estamos a aumentar a nossa capacidade pulmonar: o riso obriga-nos a uma espécie de respiração profunda que oxigena a fundo os pulmões (por isso é que, às vezes, se tosse depois de uma boa sessão de gargalhadas, porque se está a libertar toxinas).

Além disso, a capacidade de uma pessoa rir de si própria e das circunstâncias é prova de segurança e de autoconhecimento.

Até nos momentos mais difíceis, manter um sentido de humor sadio ajuda a relativizar e a aceitar a vida.

Especialmente durante o sexo, convém desdramatizar a união sexual; há posições e situações que podem tornar-se hilariantes. Quem já não se sentiu ridículo ao tentar manter uma posição própria de um contorcionista de circo? Sejamos capazes de

SEXO fonte de saúde e prazer _____

viver livre e alegremente um dos poucos momentos da vida em que não há regras de comportamento.

É importante que se recupere a inocência e a curiosidade de uma criança. Não se é obrigado a seguir sempre os mesmos passos e a mesma ordem. A rotina é um dos grandes inimigos do desejo. Se já sabemos de cor e podemos prever o desenvolvimento do acto sexual, é provável que falte entusiasmo e criatividade na nossa vida. Se os nossos dias estiverem sujeitos a horários e obrigações, e nos sentirmos prisioneiros de um ritmo rotineiro e aborrecido, por que não aproveitar o sexo para introduzir um elemento de surpresa?

Pode começar por partilhar as suas fantasias com o seu par. As fantasias são desejos muito pessoais, associados às nossas experiências mais antigas, que compensam carências ou exprimem anseios muito íntimos. Ter fantasias não é sinónimo de frustração, mas uma sã manifestação da nossa vida psíquica.

Por circunstâncias ou convicções pessoais, muitas das nossas fantasias serão irrealizáveis; mas todas são sadias como manifestação pessoal da nossa sexualidade. Já sabemos que o cérebro é o nosso maior órgão de estimulação e que se pode chegar ao orgasmo simplesmente imaginando uma cena sexual.

Se partilhar abertamente as suas fantasias com o seu par, embora nunca chegue a pô-las em prática, estará a comunicar uma informação muito importante sobre os seus gostos e a sua forma de sentir. Pode ser que descubra que aquilo que parecia uma aberração seja muito normal e faça parte dos sonhos da maioria, e que o seu par esteja tão disposto como você a ampliar os limites.

Os objectos sexuais

No sexo tudo é válido. Tudo o que contribuir para o bem-estar e entusiasmo deve ser incluído na nossa vida sexual. Actualmente existe no mercado uma grande variedade de objectos que (tenhamos ou não par) podem acrescentar uma nota de inovação e de surpresa – e até uma aventura sadia – à prática sexual do casal.

_____ A saúde não tem de ser ABORRECIDA

Os vibradores, as bolas chinesas, a roupa interior provocante, espartilhos, etc., são objectos que, com a cumplicidade do seu par ou sozinhos, podem acrescentar uma tonalidade lúdica à nossa vida sexual. Poderá encontrar facilmente estes objectos nas *sex-shops* ou, se o desejar, encomendá-los discretamente pelo telefone e recebê-los pelo correio.

Assim, o homem pode disfarçar-se de carteiro e imaginar-se seduzido por uma matrona dominadora; ou ser uma princesa oriental que dança para o seu sultão (embora o bigode apareça por cima do véu). Experimente vibradores, permute os papéis sexuais e erotize a relação. O limite está na sua imaginação.

Os afrodisíacos: uma dádiva da Natureza

A maior parte das substâncias que se empregam para esti-mular o desejo sexual apenas aumentam a vitalidade e a energia corporais. Mas, além da boa saúde e da serenidade física e mental, o melhor afrodisíaco é a curiosidade e a alegria.

Sem recorrer a estimulantes químicos – que podem dar um momento de prazer, mas, a longo prazo, prejudicam o corpo – existem substâncias naturais que dão energia que poderemos utilizar nos nossos encontros sexuais:

• O álcool, usado em quantidades moderadas, tem um efeito estimulante e desinibidor, mais a nível psicológico do que físico. Um pouco de bebida alcoólica nos preâmbulos do jogo erótico pode desbloquear e dar a sensação de segurança e de ousadia; contudo, se se abusar, terá o efeito contrário: o álcool actua como depressor do sistema nervoso e pode até impedir a erecção.

• Atribuem-se efeitos afrodisíacos a substâncias psicotrópicas como a *cannabis*, o *yagé* (*), a mandrágora, etc. Fumar *cannabis* tem um efeito relaxante e estimula a percepção dos órgãos sensoriais, que ficam mais excitáveis; no entanto, a consequente

_____

(*) Substância que altera os estados de consciência, extraída de um tipo de liana, a que os índios do Brasil se referem como "vinho dos mortos" ou "vinho dos visionários" (*N. R.*)

SEXO fonte de saúde e prazer _____

alteração do estado de consciência pode ocasionar enjoos, vómitos e perdas de controlo. A mandrágora andou sempre associada ao sexo porque contém atropina que, em pequenas doses, é estimulante; todavia, na sua composição também entra a escopolamina que produz visões e alterações mentais.

• Entre os alimentos, o peixe teve sempre boa fama, especialmente o marisco, pelo seu elevado teor de iodo e de fósforo. A forma de comer o marisco sem necessidade de usar talheres pode acrescentar um elemento erótico à comida.

• Quanto às frutas, a romã, além do seu contributo vitamínico, tem um simbolismo sexual, já que desde a antiguidade foi associada à fertilidade.

• Quanto a hortaliças e verduras, o tomate, o pimento, o alho, o aipo e a salsaparrilha são considerados estimulantes, sendo, portanto, apropriados para incluir numa ementa que tenha em vista algum encontro. Merece menção especial o *ginseng*, forte estimulante do sistema nervoso que aumenta a energia do corpo. Porém, deve ter-se cuidado e não abusar porque pode provocar alterações nervosas e irritações no sistema urinário.

• De entre as especiarias, a canela e o picante, especialmente a pimenta, ocupam um lugar destacado. O picante estimula a circulação sanguínea e aumenta a temperatura corporal; mas o fígado e as hemorróidas não se dão muito bem com eles.

• A alfavaca, a menta e a damiana são plantas valiosas pelos seus efeitos vigorantes.

• Há lendas sobre as propriedades afrodisíacas do chifre de rinoceronte, reduzido a pó e tomado por via oral ou aplicado em forma de pomada. Não existe qualquer informação comprovativa, mas deve ter-se cuidado quando se aplicar em forma de pomada porque provoca borbulhagens! O mito do seu poder afrodisíaco advém-lhe da forma fálica do corno.

• A cantaridina ou *mosca-espanhola,* obtida pela trituração de um insecto, a cantárida, tem fama de ser um forte afrodisíaco. Mas também se conhecem os seus efeitos secundários: pode tornar-se tóxica para os rins e produz congestão nos órgãos genitais, podendo ocasionar priapismo e até a morte.

Alivie velhos traumas através do sexo

Emocionalmente, o sexo pode ajudar a:

- curar velhas feridas;
- ganhar mais confiança em nós mesmos;
- melhorar as nossas relações;
- aprender a confiar e a relacionarmo-nos amorosamente com o nosso corpo e a com a nossa imagem;
- encher-nos de vitalidade e de optimismo;
- sentir-nos amados e realizados.

Mas o sexo também pode ser fonte de problemas. Para que a nossa sexualidade seja sã, tem de ser livre e consensual. O sexo prejudicial é o que atenta contra a nossa liberdade e a dos outros. Se abusaram de nós ou se associarmos o sexo à violência ou à humilhação, física ou psíquica, tenderemos sempre a evitar essa experiência traumática. Um bom terapeuta poderá ajudar-nos a recuar e a reiniciar a caminhada com conceitos e experiências saudáveis.

Se utilizamos o sexo como instrumento de poder sobre o nosso par, devemos aprender a reconciliar-nos novamente com as nossas carências e complexos, e a reformular a nossa capacidade de relação com o mundo. Se só nos sentimos poderosos abusando sexualmente, seja em que sentido for, entreguemo--nos aos cuidados de um especialista e esforcemo-nos por

SEXO fonte de saúde e prazer

chegar à raiz do trauma a fim de poder viver esta área tão vital da nossa personalidade em harmonia, connosco e com os outros.

Qualquer irregularidade na frequência das relações sexuais pode ser prejudicial para a nossa personalidade e, portanto, para a nossa saúde, física e psíquica. Se evitamos as relações sexuais por associação a experiências do passado, pouca auto--estima, medo da intimidade, complexos de inferioridade, de superioridade, de medo, de ansiedade e de culpa, estamos a perder uma parte de nós que, mais cedo ou mais tarde, se manifestará criando ansiedade, neurose e, até, doença física.

O sexo é a manifestação mais espontânea e sincera do gozo de viver. Durante a sua prática – que compreende a sedução, a sensualidade, a intimidade com outro ser e, finalmente, o coito – estamos nus em todos os sentidos. Como o sexo está tão intimamente ligado à nossa personalidade, quando o praticamos com outra pessoa, não temos onde nem como nos esconder, manifestando-nos espontaneamente a ela tal qual somos. Não há duas pessoas que se mostrem iguais no terreno sexual, sendo essa a diferença que devemos potenciar e respeitar.

Se, pelo contrário, abusarmos do sexo, utilizando-o como via de escape do que está mal na nossa vida e das nossas inseguranças pessoais, também não desfrutaremos de toda a sua alegria criativa e curadora. Se andarmos de par em par, sempre insatisfeitos e sem conseguir desfrutar plenamente do seu potencial, é possível que estejamos a encobrir um problema de medo da intimidade e de insegurança.

Ninguém poderá fazer com que se sinta amado nem desejado, se antes não se amar e não se aceitar a si próprio. Se apenas buscar a satisfação imediata através do orgasmo e a sua realização sexual apenas se definir pela descarga física, estará a perder a subtileza e o sentido lúdico que fazem com que o sexo esteja presente em todas as manifestações da vida como princípio básico de abertura ao mundo e ao bem-estar. Pode acontecer que a lista das nossas inumeráveis conquistas esteja a esconder um medo terrível da vida e dos outros seres humanos.

_____ Alivie velhos traumas através do SEXO

De onde provém a nossa informação sobre o sexo?

Se a sexualidade estivesse perfeitamente integrada não haveria livros como este. Grande parte das nossas ideias sobre o sexo provém de informações que recebemos ao longo da vida e as primeiras experiências foram condicionadas pelo esquema mental que elaboramos para encaixar os nossos impulsos instintivos.

Algumas informações são positivas e, misturadas com o instinto, ajudam-nos a desfrutar e a crescer com a experiência; no entanto, outras podem bloquear o desenvolvimento sadio da sexualidade.

Até que ponto lidamos sadiamente com as nossas ideias sobre o sexo? A maior parte das nossas ideias sobre o sexo não provém da experiência, mas do que a nossa família, a sociedade e a cultura em que vivemos pensavam, e da influência das nossas convicções religiosas.

O ambiente familiar

Se na família o sexo era considerado algo de sujo que se fazia às escondidas e tão-só no casamento, cuja finalidade era procriar e não sentir o prazer e a união física e psíquica com outra pessoa, estas ideias ficaram gravadas no nosso inconsciente, sendo difícil, quando sentimos um impulso sexual fora deste âmbito, livrar-nos da culpa e da sensação de estarmos a fazer uma coisa má.

Se durante a meninice as primeiras explorações sexuais foram coarctadas e os órgãos genitais passaram a ser considerados algo de sujo e escondido ou se nos impuseram um papel sexual demasiado rígido («as meninas não trepam às árvores», «os meninos não brincam com bonecas»), é bem possível que agora, na idade adulta, ainda estejamos confusos e se viva uma profunda ansiedade ao descobrir os nossos verdadeiros impulsos.

Felizmente, à medida que vamos crescendo, podemos rever os nossos esquemas mentais e excluir aquilo que não queremos incorporar na nossa personalidade adulta. Devemos pensar pela nossa cabeça e, embora possa vir a ser um trabalho longo e

SEXO fonte de saúde e prazer

doloroso, também podemos calar as vozes que contradizem o nosso verdadeiro sentir.

Sociedade e cultura

O ambiente sociocultural em que crescemos determina também a nossa atitude perante o sexo. Durante a puberdade, quando opomos a nossa identidade sexual à sociedade, aos mitos culturais e à influência dos amigos — que também são influenciados pelos mitos — podemos acabar por ficar ainda mais confusos ou, pelo contrário, mais confiantes nas nossas ideias. Quando se espera que, como integrante de um determinado sexo, nos comportemos de certa maneira, qualquer desvio deste papel será fonte de conflitos que podem travar ou impedir a nossa experimentação sadia do sexo.

Até há pouco tempo, o sexo era tabu, reservado à procriação, e qualquer "desvio" era considerado imoral e socialmente perigoso. Actualmente, a prática sexual libertou-se já de muitas restrições, mas perdeu espontaneidade e continuamos a não estar ligados à nossa energia vital.

Se não fizermos sexo segundo os novos cânones da moda, de maneira desinibida e procurando novidades sexuais, voltaremos a ser "bichos raros" fora do ambiente social. Inclusive, o sexo é o elemento publicitário mais poderoso, pois tudo se vende sob uma cobertura sexual.

A reacção correcta a uma época de repressão precisa de ser temperada para que se descubra a sexualidade como fonte de energia, de saúde e de vitalidade, vinculada ao mais profundo de nós mesmos.

O aparecimento de perigosas doenças sexualmente transmitidas como a sida atira-nos para um estado de terror perante a experiência sexual, agora impregnada de desinformação e de sentimento de "castigo divino". Quando utiliza preservativos nos encontros não estritamente monogâmicos e se informa sobre os possíveis riscos de contágio, está a respeitar-se e a respeitar o seu par, preservando e continuando a possuir a saúde e a alegria inerentes a uma prática sexual sadia e desculpabilizada.

Educação religiosa

Na nossa sociedade, os tabus sexuais andam misturados com a educação religiosa. Sabia que em certas tribos da Índia os adolescentes são sexualmente iniciados numa festa colectiva sob o olhar atento e enternecido dos seus pais?

O que é impensável na nossa sociedade pode ser aceite de forma natural por outras culturas. A monogamia é mais uma opção pessoal, que nos poderá ser benéfica, se se adequar ao momento vital que atravessamos, do que uma prática natural para todos os seres humanos.

Se, realmente, actuarmos de acordo com os nossos verdadeiros impulsos, descobriremos o próprio modelo de sexualidade que se harmoniza connosco e com os nossos pares, independentemente dos condicionalismos.

Também a ideia do Deus da nossa infância nos influencia sexualmente. Um Deus bondoso e amante da Natureza permitirá que nos exprimamos sem medos nem culpas. Mas se esse Deus tiver sido um velho colérico e vingativo de longas barbas brancas, que vigiava de noite o que se fazia com as mãozinhas, estenderá o seu manto de culpa e de castigo sempre que tivermos um pensamento sexual.

Se Deus não quisesse que desfrutássemos do sexo ter-nos-ia imposto épocas de cio, não nos dotaria para o prazer tão esplendidamente com um sistema nervoso e neuronal que supera a mera função instintiva e de sobrevivência. Se Deus é amor, não se envergonhará do acto em que entregamos todo o nosso ser a outra pessoa e até chegamos a ultrapassar os nossos limites.

A celebração da vida é um acto de celebração da sua fonte e o êxtase que experimentamos através do sexo está mais próximo de um deus criador do que o castigo e a negação do nosso corpo.

Curar o menino(a) interior

Não devemos culpar quem quer que seja, pois aqueles que nos informaram receberam idêntica formação de outros, e fizeram a única coisa que sabiam e, com toda a certeza, com as melhores intenções.

SEXO fonte de saúde e prazer _____

Se o sexo for para si fonte de conflitos que ameacem o seu bem-estar e a auto-compreensão, sugiro que pegue numa esferográfica e num papel e responda às perguntas seguintes. Deverá ser absolutamente sincero e convença-se de que só nós – apenas nós – temos o poder de mudar atitudes prejudiciais e de crescer para um novo estado de saúde e de felicidade:

• O parto:
– Para a mãe, foi uma experiência positiva ou dolorosa? Quem lho disse?

• O sexo: é do sexo que os seus pais desejavam?
– Se sim, como chegou a sabê-lo?
– Se não, quem lho disse e que sentiu então?

• Os modelos masculinos e femininos na meninice:
– Tinha a oportunidade de se relacionar com pessoas do outro sexo? E do seu sexo?

– Tinha medo ou relacionava-se normalmente com pessoas do outro sexo? Que relações tinha com as do seu sexo?

– Que qualidades associadas ao sexo adoptou e quais rejeitou? Quais o continuam a confundir?

– O que pensava o seu pai acerca das mulheres? Como se relacionava com elas?

– E a sua mãe, acerca dos homens?

– Qual foi o comportamento e a atitude dos seus outros educadores em relação ao outro sexo? Quantas dessas atitudes reconhece em si?

• As ideias sobre o sexo:
– Que atitude tinham os seus pais? Era positiva ou negativa?

– Que lhe disseram quando começou a fazer perguntas sobre sexo? Falava-se abertamente? Explicaram-lhe alguma coisa sobre o acto sexual?

– Como se referiam aos órgãos genitais? Falava-se abertamente de comportamentos sexuais?

– Que sentiam eles quanto à sua sexualidade? Ensinaram--lhe a proteger-se sexualmente? Fomentavam algum tipo de comportamento?

– Sentia que a sua sexualidade os ameaçava ou incomodava? Como resolvia o conflito?

_____ Alivie velhos traumas através do SEXO

— O que lhe contavam os seus companheiros? As ideias deles coincidiam com as suas? Sentiu-se alguma vez diferente ou isolado?

— Que sente acerca do seu corpo, especialmente sobre os órgãos genitais? Porquê?

— Como se sentia depois das primeiras experiências sexuais? Que lhes associa ?

— Como satisfazia a sua curiosidade sexual? Teve informação suficiente ou procurou-a por sua iniciativa?

— Que comportamento sexual considera adequado à sua idade? Por que se escandaliza com atitudes diferentes?

— Actua de acordo com a ideia que tem sobre o comportamento idóneo ou revolta-se contra ela?

— Como classificaria as suas experiências actuais? O que o impede de as alterar?

Se alguma destas perguntas o incomoda ou desperta sentimentos negativos ou não sabe a resposta, consulte um especialista sexual ou submeta-se a uma terapia, se sentir necessidade de ajuda. É o momento de avançar mais um passo na busca da sua saúde integral.

A disfunção sexual: como curá-la

A falta de desejo, a impossibilidade de manter uma erecção ou a frustração de não alcançar o orgasmo são problemas que afectam um grande número de pessoas.

Em geral, factores físicos, emocionais e psicológicos misturam-se em qualquer disfunção sexual. Que pode fazer?

- Aumente e actualize a sua informação sobre o sexo.
- Faça exames médicos.
- Determinadas drogas (entre as quais se conta o álcool) podem produzir alterações cerebrais que inibem a resposta física. Consulte o seu médico sobre os possíveis efeitos secundários dos medicamentos e, se não puder deixar o tratamento, procure reduzir a dose.
- Procure soluções alternativas; será muito mais benéfico para a sua vida sexual.
- Analise a sua relação de casal. Um par compreensivo é a melhor prenda para o crescimento sexual. Fomente a comunicação. No caso de o seu par não ajudar nem partilhar a sua busca de evolução e de melhoria, será conveniente que se interrogue sobre o que realmente compartilhais e até que ponto isso compensa. O sexo não é só penetração e existe uma infinidade de maneiras de partilhar satisfatoriamente esta energia. É fundamental que se possa contar com um par que continue a dar amor, independentemente do sexo.

SEXO fonte de saúde e prazer

Disfunções sexuais masculinas	Causas possíveis
Falta de excitação.	Ira, enfado, conflito na relação.
Dificuldade ocasional de conseguir ou manter uma erecção.	Física (doença ou feridas) ou emocional (novo par, ansiedade, sentimento de falta de adaptação).
Ejaculação precoce. Incapacidade de controlar e de prolongar a excitação.	Ansiedade, falta de informação sobre técnicas sexuais. A pessoa pode estar a fugir ao prazer.
Ejaculação inibida.	Lesão nervosa, ira contra o par. Pode aparecer devido a dor durante a penetração.
Dispareunia (cópula dolorosa).	O prepúcio não se retrai com facilidade durante a erecção. Problemas vasculares.

A impotência ou disfunção eréctil merece um capítulo à parte. É um dos grandes fantasmas que ameaçam o homem, sobretudo a partir da maturidade.

Numa sociedade que atribui tanta importância à erecção, o sexo limita-se à penetração, e o mais duradoura possível. Será normal, então, que qualquer disfunção relacionada com o tema seja associada à falta de virilidade e seja vivida como uma ameaça que afecta a própria personalidade. Sexo é sinónimo de partilhar, sentir-se sensual, brincar e explorar o próprio corpo e o do nosso par, sendo a erecção apenas uma das manifestações físicas da excitação.

Quais são as causas físicas que requerem um tratamento médico?

• O abuso do álcool e das drogas.

_____ A disfunção sexual: como CURÁ-LA

• Medicamentos que impedem o correcto afluxo sanguíneo ao pénis.

• Doenças: cardiovasculares, do sistema endócrino (baixos índices de testosterona, tiroidismo, diabetes), do sistema nervoso (esclerose múltipla, lesões na medula espinal, epilepsia), do sistema muscular e do esqueleto (falta de mobilidade, dores crónicas), do sistema respiratório (obstrução muscular crónica).

• Estudos recentes demonstraram que o óxido nítrico tem uma função importante na erecção. Quando a sua existência é insuficiente, os músculos do pénis não se podem relaxar e não permitem a cadeia de reacções que fazem com que os vasos sanguíneos do pénis se abram e os corpos cavernosos se encham de sangue.

A impotência também pode ter a sua origem em problemas psicológicos e emocionais como a ansiedade, o *stress*, a depressão, e os problemas de relações sociais, os conflitos matrimoniais, a perda de emprego ou as dificuldades no trabalho, os problemas económicos e com os filhos, etc. Nestes casos, a impotência pode provocar sequelas psicológicas que precisam de tratamento especializado; a psicoterapia pode ajudar o homem a reformular a sua vida e as suas prioridades pessoais, redescobrindo a saúde e a paz mental. Se sentirmos vergonha e arrastarmos sozinhos o nosso problema, gerar-se-á mais ansiedade aquando dos encontros sexuais e sentir-nos-emos cada vez mais humilhados.

Hoje em dia, existem numerosos exames e tratamentos médicos para descobrir a causa da impotência. Análises ao sangue e hormonais, exploração dos corpos cavernosos e das artérias do pénis, são testes que se efectuam normalmente para determinar se a causa é física. Muitos homens sentiram-se ajudados ao modificar a dose dos tratamentos contra a hipertensão ou ao alterar a medicação em casos de doenças psíquicas. A psicoterapia e as técnicas para reduzir o *stress* fornecem um novo conhecimento de nós mesmos e uma visão mais saudável de todas as áreas da vida, incluindo o sexo.

Peça ao seu médico que o informe sobre os últimos avanços no tratamento da impotência. Há a terapia farmacológica, os

SEXO fonte de saúde e prazer _____

implantes no pénis, a cirurgia vascular e os dispositivos de vácuo. Alguns são dolorosos e podem tirar espontaneidade e magia ao acto sexual.

Há outras possibilidades menos traumáticas, como as fitas de compressão, que já eram usadas na Antiguidade na China. São fitas ou tiras de plástico ou de metal que se colocam à volta da base do pénis para impedir o refluxo do sangue. São eficazes nos casos em que, depois de se ter conseguido a erecção, é difícil mantê-la. Mas não se deve abusar porque têm o mesmo efeito que um torniquete no pénis.

Investigue quais são as causas que provocam a sua impotência e, embora não solucione imediatamente o problema – por ter uma idade avançada ou por causa de problemas psicológicos ou de saúdes graves –, continuará a estar ao seu alcance um mundo de possibilidades que não se limitam à penetração. O órgão sexual mais importante é o cérebro e pode estimulá-lo de outras formas igualmente agradáveis e proporcionadoras de prazer.

Disfunções sexuais femininas

A disfunção sexual feminina nunca foi objecto de tanta atenção quanto a masculina. Durante séculos esperou-se que a mulher aceitasse o seu "dever marital" sem procurar nem pôr demasiado entusiasmo na obtenção do seu prazer, que se entendia ser mais próprio das "mulheres de má vida".

Consideravam que a sua sexualidade era algo que não lhes pertencia e estavam ao serviço dos seus maridos, sendo impróprio de uma mulher decente a participação activa no jogo sexual. Tinha simplesmente de deitar-se e deixar que o marido dirigisse, fingindo sentir prazer para alimentar o orgulho dele, ainda que o acto sexual lhe fosse mais doloroso do que gratificante.

Muitas mulheres não consideram um problema a falta de desejo nem de orgasmos, e desconhecem todo o seu potencial.

Na mulher, as causas costumam ser mais psicológicas do que físicas. Se se puser de parte um quadro de endometrite, de infecções vaginais ou pélvicas, de uma medicação que interfira no apetite sexual ou desarranjos hormonais, as mulheres terão

76

_____ A disfunção sexual: como CURÁ-LA

de começar a procurar no seu íntimo o fundamento dos seus problemas para poderem superar o medo do sexo e as inibições sexuais.

Disfunções sexuais femininas	Causas possíveis
Falta de excitação.	Traumas relacionados com o sexo, luta pelo poder, ira, enfado, ausência de comunicação afectiva e desajustes hormonais.
Dispareunia	Causa físicas (endometrite, infecção vaginal ou pélvica, falta de lubrificação) ou emocionais (medo, ira, tensão).
Vaginismo: contracção involuntária e espasmódica dos músculos da vagina que impedem a penetração.	Medo da penetração, ansiedade, tensão relacionada com antigas experiências sexuais.
Orgasmo sexual inibido. Incapacidade de atingir o orgasmo	Ansiedade, tensão, inadequada satisfação antes da penetração (falta de estimulação de zonas erógenas como peitos, vulva e clítóris.

A masturbação será um dos primeiros exercícios que o sexólogo recomendará. O conhecimento do nosso próprio corpo é fundamental para podermos desfrutar quando partilhamos com o nosso par.

Sem forçar, poder-se-á utilizar os dedos ou um qualquer objecto sexual para aprender a desfrutar e a relaxar na penetração. Centrar a atenção no clítoris, que é o órgão sexual mais sensível e com mais terminações nervosas; em comparação, a vagina tem menos de metade. A maioria das mulheres chega ao orgasmo estimulando o clítoris sem precisar de penetração.

Explorar e descobrir o ponto G, que hoje em dia está muito na moda. É um ponto do tamanho de uma lentilha que está

○→ 77

SEXO fonte de saúde e prazer _____

situado a três centímetros da entrada da vagina, na parede anterior.

Mas o mais importante é que a mulher se sinta sexual e participe activamente na descoberta de uma sexualidade nova e mais saudável.

O sexo pode mudar a imagem pessoal

Se não nos sentirmos contentes com a nossa imagem, será difícil que os outros nos vejam como pessoas sãs e desejáveis. Se nos castigarmos mentalmente sempre que olharmos para o espelho, isso reflectir-se-á na nossa atitude corporal, e os outros receberão a mensagem de que não nos consideramos dignos do amor que inconscientemente lhes enviamos. A linguagem corporal emite sinais mais poderosos do que os que transmitimos oralmente.

Quando não nos aceitamos como somos, será difícil ou suspeito que alguém possa desejar-nos. A desconfiança e o medo de que descubram esse "terrível segredo" (que pode ser tão inocente como uns "pneus" na barriga) fará com que nos isolemos com medo de que nos rejeitem.

Os estados anímicos reflectem-se na postura corporal. Se não nos sentirmos bem com alguma parte do nosso corpo, a tensão que geramos ao dissimulá-lo produz o efeito contrário: centramos a atenção nessa zona e os outros fixam-se nela.

Há uma oração antiquíssima que se pode aplicar à relação com o nosso corpo: «Dai-me, Senhor, coragem para mudar tudo o que posso, paciência para aceitar o que não posso e sabedoria para discernir o que posso do que não posso mudar». Sempre que nos aceitarmos, teremos nas mãos a capacidade de nos tornarmos melhores, tanto interior como exteriormente: se tivermos ancas volumosas, poderemos melhorar o tónus mus-

SEXO fonte de saúde e prazer _____

cular ou eliminar a celulite, mas a estrutura óssea manter-se-á e os nossos esforços para modificá-las traduzir-se-ão em complexos, que podem redundar em doença.

O que para nós são defeitos é tão-somente parte da nossa individualidade única e irrepetível. A beleza é uma emoção que não depende da perfeição de umas medidas.

Que importa a quantidade do cabelo ou o volume dos peitos? Se não pudermos apreciar a originalidade nem desfrutar de nós mesmos e dependermos exageradamente da opinião dos outros, a nossa vida será um inferno em que nunca alcançaremos a perfeição, porque esta não existe.

A imagem que temos de nós próprios provém em grande parte do tratamento que recebemos em crianças. Sentíamo--nos amados pelos nossos pais? Apoiavam-nos ou criticavam todos os nossos esforços? Recebemos apoio suficiente ou o fracasso era castigado com desprezo? Seja qual for a formação que tenhamos recebido, pode já ter chegado o momento de tomar as rédeas da nossa vida e de dar o valor que merecemos.

Não é preciso ter um sorriso perfeito nem umas pernas «à Barbie» para a mulher se sentir sexual. Fale com o seu par sobre os seus medos e complexos; e, se for uma pessoa que realmente nos aprecie, surpreender-nos-emos ao comprovar que o que para nós é "feio" em nada influencia o conceito que o nosso par tem de nós.

Obesidade: o sexo queima calorias!

Se sofremos de um problema de obesidade, é provável que não nos sintamos à vontade no nosso corpo. Deveremos consultar um especialista que diagnostique a causa, porque pode dever-se a problemas físicos ou psicológicos. As causas físicas da obesidade podem ser:

- Metabolismo baixo.
- Vida sedentária.
- Alimentação inadequada e demasiado rica em gorduras.
- Problemas de hipotiroidismo.
- Desarranjos hormonais, etc.

_____ O sexo pode mudar a imagem PESSOAL

Muitas vezes, o nosso peso é alterado pelos problemas e por um ritmo de vida stressante, por uma alimentação irregular – comer «qualquer coisa» a desoras –, por falta de sono..., quer dizer, pelo dia-a-dia de muitos de nós. Julgamos que andar a correr de um lado para o outro nos fará perder peso; mas o certo é que, de um ou de outro modo, o desajuste dos nossos ritmos biológicos irá cobrar a factura, redundando em muitos casos em aumento de peso e retenção de líquidos.

As células do nosso corpo estão demasiado ocupadas com um estado de emergência permanente (embora só seja *stress* mental) para se centrarem numa correcta digestão e eliminação dos alimentos.

A obesidade não só faz que nos sintamos pouco atraentes, mas também pressupõe um risco para a saúde. *Mas, atenção, estamos a falar de obesidade e não de uns quilitos a mais!*

A mudança para uma alimentação mais sadia e equilibrada, o exercício físico e uma vida mais relaxada e sem *stress* ajudar--nos-ão a perder gradualmente esses quilos que estão a mais. Contudo, não confie nas dietas-relâmpago; porque embora com elas se perca realmente peso, quando as terminar o metabolismo acabará por regressar ao regime anterior, recuperando tudo o que se perdeu.

O sexo tonifica todos os sistemas corporais, fazendo-nos sentir cheios de energia. Queima calorias e faz desaparecer parte da ansiedade que nos leva a comer compulsivamente. Além disso, a satisfação oral é muitas vezes o que nos leva a empaturrar de comida. Ora, com o sexo, a necessidade de beijar, lamber, sugar e mordiscar resolve-se de maneira agradável e aprazível sem se precisar de aumentar o peso!

A anorexia: reconcilie-se com o seu corpo

A anorexia é uma doença muito perigosa que está na moda. Vivemos numa sociedade em que os meios de comunicação nos bombardeiam com imagens de pessoas altas, delgadas e bronzeadas que supostamente são mais saudáveis e felizes do que nós. Pertencem a um olimpo, a que nós, pobres mortais gordinhos e sem medidas perfeitas, só poderemos aceder se

SEXO fonte de saúde e prazer _____

cumprirmos certas normas estéticas. E a magreza transforma-
-se em chave da felicidade e do êxito social.

Dantes, esta doença afectava em maior número as mulheres; mas nos nossos dias todos são igualmente atingidos, homens e mulheres.

A maioria dos casos anoréxicos ocorre na adolescência. Durante esta etapa a personalidade encontra-se num período de mudança e definição. É uma etapa de transição ou de passagem entre a meninice e a idade adulta; o adolescente questiona a sua personalidade e a sua imagem corporal e compara-se com os outros para se sentir adaptado.

Muitas pessoas que padecem de anorexia provêm de ambientes familiares em que foram sujeitas a um controlo exagerado; além disso, as expectativas nelas postas levaram-nas a construir uma personalidade demasiado rígida e obcecada pelo medo do fracasso. Em geral, houve, nestes casos, conflitos com a mãe e um sentimento de inadequação e de insegurança.

Assim, o que começa como um inocente regime para perder peso (que normalmente não é excessivo) torna-se uma obsessão que monopoliza todos os actos da pessoa.

A anorexia tem cura. Passará pela aceitação sem reservas de todas as facetas do indivíduo, incluindo o seu corpo. O corpo oferece uma imagem sexuada de nós próprios e, se não o amarmos, muito dificilmente desfrutaremos da nossa identidade sexual.

Uma terapia global que ajude a pessoa a reconciliar-se com a sua imagem diante do espelho, embora não se ajustando a um modelo inatingível, abrir-nos-á para podermos experimentar a vida através do corpo e utilizá-lo para nossa satisfação e dos outros.

Mesmo que tenhamos as medidas de um deus grego, se não tivermos auto-estima nem houver harmonia entre a mente e o corpo, o que pensamos de nós impedirá que o nosso corpo nos faça desfrutar todo o nosso potencial sexual.

Sexo consciente: reflexo da personalidade

No sexo, tudo é válido, desde que nos respeitemos e não violentemos o nosso par. Ninguém pode ensinar-nos a forma correcta de ter relações sexuais, porque reinventamo-la todos os dias e adaptamo-la às necessidades que surgem durante a nossa evolução.

O mais importante é que este acto de prazer não se transforme numa roleta russa em que se põe em jogo a saúde física e mental. Uma vida sexual irresponsável ou que se oponha às convicções mais profundas criará um desequilíbrio no sistema de valores e na saúde do corpo.

O sexo poderá ajudar-nos a ser melhores, se não o utilizarmos como um instrumento de poder contra os outros. O limite entre o que nos beneficia e o que prejudica a nossa saúde só podemos ser nós a fixá-lo, pois só nós somos responsáveis pelo nosso corpo e pelos nossos actos.

Aumentemos a capacidade de amar

Quer mantenhamos relações sexuais com o nosso par de toda a vida ou num qualquer encontro esporádico, o sexo pressupõe um acto de entrega e de abandono. Escolhemos que tipo de relações queremos manter, mas seja qual for a escolha, não podemos deixar de tratar com carinho e respeito o nosso par.

SEXO fonte de saúde e prazer _____

O sexo é um acto muito íntimo que desvenda toda a nossa personalidade. Tudo o que normalmente podemos esconder nas relações sociais aflora sem qualquer controlo consciente durante o acto sexual. Toda a sorte de medos, inibições, desejos de domínio, carências afectivas, etc., são expostos diante da outra pessoa por mais que nos esforcemos por escondê-los.

Há muitos tipos de amor. Com cada pessoa com que nos relacionamos ao longo da vida mantemos uma relação única baseada em necessidades e princípios diferentes. O amor que sentimos por um familiar é diferente do que sentimos por um amigo.

Contudo, o Amor com maiúscula, a energia que nos impele a compartilhar com outra pessoa e a sair do nosso mundo para nos interessarmos por outro ser humano, é a base de todos os tipos de amor. Amor é tolerância, compreensão e boa vontade, que é precisamente o que falta por vezes numa relação de casal.

• Se impusermos os nossos desejos ao nosso par e a insegurança nos levar a querer dominá-lo e a travar o seu desenvolvimento, ser-nos-á impossível manter relações sãs e equilibradas, dentro ou fora da cama.

• Se precisarmos que controlem a nossa vida, cederemos diante das pressões do nosso par, e se evitarmos estar conscientes de que somos o único responsável pelos nossos actos e pela nossa vida, estaremos a travar o nosso crescimento.

O mundo das relações baseia-se num equilíbrio entre as nossas necessidades e as das outras pessoas. Respeito e entendimento são as portas que levam a desenvolver a nossa capacidade de amor por nós mesmos; consequentemente poderemos tratar os outros com amor e beneficiar do intercâmbio.

Reinventemos a relação de casal

A rotina é o inimigo número um das relações sexuais. Se elas forem previsíveis até ao ínfimo pormenor, talvez seja o momento de encetar uma mudança que as revitalize.

As mudanças mais importantes começam por nós próprios. Se sentirmos que a nossa vida não é muito diferente da de um

_____ Sexo consciente: reflexo da PERSONALIDADE

burro atrelado à nora de um moinho, temos de desenvolver novas facetas da nossa personalidade.

• Dedique-se a qualquer actividade de que goste: isso acrescentará entusiasmo à sua vida.

• Alargue o círculo das amizades: em qualquer nova actividade conhecerá gente interessada nas mesmas coisas. Existem tertúlias sobre os mais variados temas e grupos de encontro para desenvolver qualquer tipo de actividades.

Amplie os horizontes, sozinho ou com o seu par. Ter novos estímulos mentais acrescentará à relação interesse e entusiasmo. As relações sexuais também podem beneficiar se lhes juntarmos originalidade e novas ideias. O sexo é um jogo e quanto mais elementos utilizar, mais diversão obterá:

• Relações sexuais em lugares inesperados: o sexo não está limitado ao quarto de dormir. A cozinha, a sala de visitas e até o corredor são lugares que se podem prestar ao jogo amoroso. Parques, praias e elevadores (sempre que não haja o risco de ser detido por escândalo público) podem dar um toque de aventura ao sexo.

• Permute os papéis do casal: conforme o género – e mesmo nos casais de homossexuais – um dos elementos do casal desempenha sempre o mesmo papel no acto sexual. Altere isso: o mais passivo encarregue-se de todo o jogo amoroso; o elemento activo deixará que o seu par escolhas as posições e o ritmo do sexo.

• Disfarce-se: represente outra pessoa e conquiste o seu par interpretando essa personagem. Invente uma história e deixe que a imaginação trace os limites.

• Use acessórios sexuais e *lingerie* erótica: vão juntos a um *sex-shop* e fomentem a cumplicidade entre o casal.

Segurança na prática sexual

No sexo, nada deve ser forçado. Se houver algo que incomode ou de que não se goste, manifeste-o imediatamente ao seu par. Sujeitar-se a viver situações para as quais que não se está preparado repercutir-se-á negativamente na saúde física e mental.

SEXO fonte de saúde e prazer

Se a relação sexual do casal não for estritamente monógama, será melhor adoptar medidas profilácticas.

• O uso de preservativos pode ser divertido. Hoje fabricam-se com texturas e sabores diversos. Colocá-los, usando a imaginação, pode ser muito erótico.

• No sexo oral, não usar preservativos com lubrificação pois pode considerar o sabor desagradável!

• O sexo anal requer precauções: se se realizar uma penetração vaginal depois da anal mudar o preservativo ou lavar o pénis, se não se estiver a usar protecção. No recto existem microrganismos que podem causar infecções ao entrar em contacto com outras mucosas. O ânus é menos elástico do que a vagina e existe o risco de romper alguns capilares e produzir irritações que podem ser causa de infecção: os movimentos devem ser mais suaves do que na penetração vaginal.

• Se se notarem alterações nos órgãos genitais – ardência, vermelhidão, pústulas ou úlceras, ou um excesso de fluxo ou mudanças da sua cor ou cheiro – consulte imediatamente o médico. A vergonha só serve para agravar doenças, pois se forem diagnosticadas a tempo, poderão curar-se rapidamente e sem sequelas.

Livre para escolher

O momento em que a mulher sabe que está grávida pode ser um dos mais emocionantes da sua vida ou um dos mais penosos. Toda a sua vida pode ficar condicionada por se ter deixado levar por um momento de prazer.

Os preservativos são o método mais recomendado para a contracepção, já que não têm contra-indicações e, além disso, evitam o contágio de doenças transmitidas sexualmente. No entanto há outras formas de evitar uma gravidez não desejada:

ANTICONCEPTIVOS PARA A MULHER

• Os anovulatórios, em forma de pílulas ou de injecções, são preparados hormonais que impedem a formação do óvulo. Para que sejam completamente eficazes, a mulher deve sub-

_____ Sexo consciente: reflexo da PERSONALIDADE

meter-se a um exame médico e seguir as suas recomendações. Têm algumas contra-indicações – aumento de peso, enxaquecas, depressão, alterações do sistema cardiovascular, etc. – que dependem do estado de saúde geral do corpo. No entanto, pode ser uma forma de contracepção adequada, se se mantiver uma relação estritamente monógama.

• O diafragma é uma protecção de látex que se coloca antes da penetração para bloquear o colo do útero. Não é dos métodos mais fiáveis porque pode deslocar-se durante o coito. É conveniente que também se utilize espermicidas.

• Os espermicidas são preparados químicos em forma de óvulos que se introduz na vagina pelo menos um quarto de hora antes da penetração. Recomenda-se que se usem em combinação com outra protecção anticonceptiva, já que a sua eficácia por si só não é muito elevada.

• O dispositivo intra-uterino (DIU) ou *esterilet* é um aparelho em forma de T, geralmente de cobre, que se introduz no útero. É mais recomendado para mulheres que têm filhos; pode produzir infecções, perdas entre as regras e menstruações mais dolorosas.

• A «pílula do dia seguinte» utiliza-se num período de setenta e duas horas depois de ter havido a ejaculação e deve ser receitada por um médico. Caso tenha havido fecundação, esta será interrompida, mas é um sistema agressivo para o equilíbrio corporal.

• Os métodos naturais como o Ogino-Kaus, controlo da temperatura e do muco cervical, são fiáveis se se tiver um controlo rigoroso dos ciclos menstruais e eles forem muito regulares. Qualquer variação hormonal pode alterar o momento da ovulação e tornar ineficazes todas as precauções.

Anticonceptivos Masculinos

• Actualmente o preservativo e a vasectomia são os únicos métodos conhecidos, mas não duvidamos da capacidade da ciência para resolver este pequeno problema.

SEXO fonte de saúde e prazer _____

A vasectomia e a laqueação das trompas são operações contraceptivas actualmente irreversíveis. Requerem diálogo e consentimento das duas partes.

Existem mitos relacionados com a contracepção, como o uso do *coitus interruptus* ou "marcha-atrás" que pode ser ineficaz porque existem espermatozóides nas secreções anteriores à ejaculação. Pôr-se de pé ou correr, lavar-se depois do coito ou rezar ao santo da nossa devoção são métodos que não só não contam com nenhum aval científico, como podem também provocar grande preocupação.

Sexo inteligente: desenvolver a comunicação

A sexualidade é uma via de comunicação entre os seres humanos, o que não acontece com as outras espécies animais, para as quais o sexo é um mero acto de procriar.

A configuração especial dos nossos órgãos genitais favorece inclusive a comunicação. Biologicamente falando, a situação frontal do pénis não é a mais adequada para a sua defesa e protecção; na mulher, o ângulo da vagina favorece a penetração face a face, o que é impensável noutras fêmeas do reino animal. Esta particularidade dificulta o parto, mas quem não experimentou os seus agradáveis benefícios!

No processo de comunicação intervêm três aspectos:

- A mente (ideias, opiniões, etc.).
- As emoções.
- A linguagem não verbal: o comportamento e os gestos que acompanham a comunicação.

Para comunicarmos uns com os outros satisfatoriamente é necessário que esteja em harmonia tudo aquilo que se pensa, se sente e se exprime através do comportamento. Se não, produzem-se mensagens contraditórias que sugerem a falta de veracidade.

Todos conhecemos a importância da comunicação verbal. Precisamos de exprimir as nossas ideias e aspirações afectivas ou os sonhos mais íntimos, se quisermos criar um clima de comunicação e de cumplicidade com o nosso par.

SEXO fonte de saúde e prazer _____

A falta de entendimento intelectual pode impedir a não progressão de uma relação que se baseie unicamente na atracção sexual. Por muito bom que seja o sexo, precisamos de partilhar a um nível mais racional e estimular-nos mentalmente.

Necessitamos de manifestar as nossas preferências ou rejeições de maneira clara e concisa, evitando as "suposições" que só dão lugar a mal-entendidos. Se não dissermos ao nosso par como gostamos que seja feita a estimulação ou que posições preferimos, será sempre difícil o entendimento mútuo, a menos que ele tenha dotes telepáticos (que resolveriam todos os problemas).

A linguagem não verbal

Às vezes, o que se exprime verbalmente não é tão importante como o que se comunica com o nosso comportamento ou como a carga emotiva que possa ter, pois tudo depende do tom e do momento que se escolhe para comunicar.

Se disser ao seu par «Amo-te», mas continuar a deixá-lo sentado ao lado do telefone, durante dias, à espera de uma chamada, estará a contradizer a mensagem original; se a mulher comentar que o seu par anterior tinha um cabelo tão pujante como a juba de um leão e actual par for calvo, ou não tem qualquer tacto ou está a tentar manipulá-lo e a jogar – mesmo de forma inconsciente – com os sentimentos de inferioridade dele. Pode acontecer que o homem ao estar com outras pessoas faça uma declaração pública das virtudes do seu par, e, por isso, não entenda que a mulher rebente em ciúmes, só porque o nosso corpo estava completamente voltado para outra pessoa e de costas para ela! Se o homem lhe repetir que é maravilhosa, mas continuar a não levar o lixo à rua, apesar das explicações, por que não analisar a situação e deixar de exprimir as emoções por meio de subterfúgios?

Também a escolha do momento e o tom utilizado são por vezes mais importantes do que a mensagem que se quer transmitir. Se decidir solucionar um conflito através de uma chamada telefónica quando o seu par se encontra no meio de uma reunião de trabalho, é provável que não esteja tão disposto como parece

_____ Sexo inteligente: desenvolver A COMUNICAÇÃO

a sanar o problema. A recepção da mensagem pode variar, dependendo do momento emocional que o nosso par atravessa; por isso, se quiser comunicar efectivamente, será melhor criar um clima prévio de aproximação.

Falar é importante, mas a sinceridade deve reflectir-se em todos os nossos actos. Se existirem conflitos e não nos atrevermos a confrontá-los abertamente, porque implicam problemas de base, uma terapia conjunta ou individual poderá ajudar a compreendermos o que se esconde por detrás do nosso comportamento.

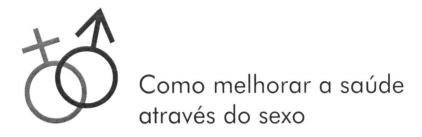
Como melhorar a saúde através do sexo

Vitalidade e energia criadora

Assim como um bailarino treina para conseguir exprimir a máxima emoção mediante uma técnica aperfeiçoada que lhe permite mover-se agilmente ou como um pintor apura a sua pincelada e experimenta diversas técnicas que o ajudem a melhorar o seu estilo, em matéria de sexo devemos estar abertos à evolução e à experimentação de tudo o que possa incrementar a sua qualidade (e por que não também a quantidade?). Não tenhamos medo de nos abrir à mudança.

Se estivermos fisicamente em forma e desfrutarmos de serenidade e de equilíbrio mental e emocional, e a nossa vida sexual for activa e agradável, a saúde e a vitalidade irradiar-se-ão através dos nossos poros reflectindo o nosso próprio bem-estar.

A seguir, proponho umas técnicas simples para que, se tiver problemas, possa melhorar a sua vida sexual, repercutindo-se isto no seu estado de saúde geral.

A força vital

Está comprovado que a energia vital não é algo estático, mas que varia segundo o ritmo de vida. Quando fazemos umas férias, o contacto com a Natureza, a relaxação mental, o ambiente mais arejado do que na cidade, os passeios, o bom sono, etc., fazem com que nos sintamos mais atraentes e cheios

SEXO fonte de saúde e prazer _____

de energia, e até aumentemos o número e a qualidade dos nossos encontros sexuais.

Mas o que é difícil é manter, dia a dia, esse estado pletórico de vitalidade e de relaxação mental. Enquanto caminhamos pela cidade, vemo-nos envolvidos pelos problemas quotidianos, pelo trânsito, pelo *stress*, por uma alimentação descuidada, pelo descanso insuficiente, etc., e a nossa vida sexual ressente-se disso. Se não tivermos energia para nos levantarmos todas as manhãs, como iremos ter depois uma vida sexual plena?

Está nas nossas mãos aumentar a energia vital e fazer com que o nosso corpo, a nossa mente e as nossas emoções se equilibrem e harmonizem.

A relaxação consciente

A maioria de nós desconhece, na prática, algo de tão fundamental para a saúde. Se acumularmos tensão no corpo e na mente, viveremos como um disco posto a tocar numa velocidade de rotação errada. O *stress*, a ansiedade, o cansaço crónico, as dores musculares e de cabeça, e muitas doenças psicossomáticas produzem-se porque o nosso nível de tensão chegou a extremos em que estamos quase a estourar com toda a nossa máquina.

Normalmente, não estamos conscientes do grau de tensão que acumulamos no corpo e na mente. Se perguntarmos a um amigo se está tenso, o mais provável é que lhe diga que não, mas... experimentemos tocar nos seus ombros e logo perceberemos que os seus músculos são cordas tensas de um arco preparado para disparar contra não se sabe o quê!

Na nossa sociedade ocidental, estamos desligados do nosso corpo e das nossas emoções; usamos a inteligência, mas não em nosso benefício como ser integral; vivemos cerebralmente, mas não prestamos atenção aos sinais corporais. E este nosso pobre corpo esforça-se tanto por obedecer às ordens de um cérebro ditatorial que pode acabar por fazer greve. Não nos deixemos chegar ao ponto de ter de parar por causa de uma doença; amemos o nosso corpo e escutemos as suas mensagens; nisto, a sexualidade pode servir de ferramenta.

_____ Como melhorar a saúde através do SEXO

Uma técnica simples de relaxamento consiste em ir centrando a atenção consciente numa parte do corpo e aprender a senti-la. Não importa começar pela cabeça ou pelos pés. Se, por exemplo, escolher os pés, concentre-se nos dedos, mexendo-os, contraindo-os, sentindo a diferença entre relaxamento e tensão. Depois de relaxados e localizada a tensão, respire imaginando que a cada inspiração enche essa parte de energia e que a cada expiração expulsa do corpo a tensão. A seguir passe para os tornozelos, para as barrigas das pernas, etc., tentando estar sempre concentrado na parte do corpo que pretende relaxar. É normal que na sua cabeça pulule uma confusão de ideias; é o momento em que a mente se põe a fazer a lista de compras, se lembra de que deveria ter telefonado a alguém ou pensa no delicioso bolo que está no frigorífico, e refere o ridículo de se estar em posição horizontal a pensar no dedo grande do pé.

Isso não deve ser preocupação. A princípio, é natural porque não nos apercebemos da aceleração mental com que convivemos, até que nos pomos a observá-la. E isso é precisamente o que temos de fazer: observar a mente. Não lute, mas tente compreendê-la. Observe as suas ideias sem se deixar enganar e dar-se-á conta de que o que parecia tão urgente se desvanece. Está aqui e agora para se mimar e amar e este momento é um espaço de tempo dedicado exclusivamente a si e no qual o mundo não conta para nada. Se a princípio for difícil tal concentração, há músicas que podem ajudar muito.

Exercícios de relaxação em casal

Deite-se no chão e, começando pelos pés, diga ao seu par que lhe vá massajando os dedos. Não é essencial ser massagista profissional, porque o verdadeiramente importante é o contacto físico e as sensações. Use um óleo perfumado a seu gosto. É possível que sinta frio durante a relaxação; por isso, faça uma provisão de mantas e toalhas. É fundamental a comodidade; só com grandes conhecimentos de magia conseguiríamos relaxar-nos enquanto sentirmos frio e dor nos ossos da bacia. Também pode pôr uma música suave.

↻→ 95

SEXO fonte de saúde e prazer ⎯⎯⎯⎯⎯⎯⎯⎯⎯⎯⎯⎯

A luz deve ser pouco intensa para que a vista, que é o órgão sensorial que mais utilizamos, possa relaxar e dar lugar aos outros sentidos; mas não apague a luz porque a visão é fonte de comunicação e de estímulo do prazer.

À medida que se restabelece o corpo, vá-se abrindo às sensações que se produzem; respire quando notar tensão e entregue--se a um estado de paz sempre que sentir as mãos do seu par. Quando chegar às ancas, evite momentaneamente os órgãos genitais porque a estimulação é demasiado forte e tem de continuar até à cabeça! O mesmo acontece com os mamilos; concentre-se nos outros centímetros de pele. Quando chegar ao pescoço, vire-se de barriga para baixo e diga-lhe que comece pelas nádegas até ao pescoço. Por último, novamente de costas, apoie a cabeça nas pernas cruzadas (se estiverem no chão) e peça-lhe que massaje o seu rosto e o couro cabeludo.

É normal e desejável que, durante a massagem, tenha sensações de prazer, sobretudo em zonas como as coxas, o ventre, as axilas e o pescoço. Desfrute plenamente e deixe-se erotizar neste estado de repouso e de paz, em que os sentidos estão mais vivos e tem maior capacidade de gozo porque está a eliminar as tensões.

Por vezes será necessária a penetração para chegar ao orgasmo. Mas procure não se concentrar nas partes do corpo que dão mais prazer; deixe que o prazer se expanda como uma onda para o resto do corpo.

Quando o seu par terminar, será a sua vez de o massajar, permanecendo no estado de relaxação e de despertar sensorial. Não só estarão a relaxar-se um ao outro, mas também a criar um campo de comunicação que permitirá um prazer mais pleno.

Saúde e prazer não são termos antagónicos nem há razão para estarem separados. Pode beneficiar a sua saúde ao mesmo tempo que aumenta a sua capacidade de gozo e de desfrute da vida, já que a energia vital que circula pelo corpo não entende de termos técnicos, mas é una. Só entende de alegria e de bem-estar.

_____ Como melhorar a saúde através do SEXO

A respiração é um bem necessário

Respirar é algo de que, habitualmente, nem sequer nos apercebemos. A vida começa com uma inspiração. Não será de estranhar que os antigos considerassem que a alma se encontrava na respiração e que ao morrer saísse pela boca com o «último suspiro».

Se não respirássemos não viveríamos, mas poucos sabem respirar adequadamente. Uma pessoa de meia idade e sã só respira com um terço dos seus pulmões. O fumo do tabaco e a poluição ambiental enchem os nossos pulmões de toxinas e fazem com que não oxigenemos o sangue correctamente, o que se repercute em todo o organismo, mesmo na nossa capacidade de pensamento.

Quase todos fazem o que se chama uma «respiração superficial». O ar enche somente o terço superior dos pulmões. Os estados mentais podem ser controlados e alterados através da respiração; quando estamos tensos ou sob uma emoção violenta, a respiração torna-se superficial e rápida. Podemos comprovar isto facilmente: da próxima vez que sentirmos ira, respiremos profunda e pausadamente, e veremos que o aumento da tensão arterial e do ritmo cardíaco voltarão à normalidade depois de algumas respirações conscientes.

A maneira mais correcta de respirar é a seguinte:

• Inspirar pelo nariz (evite respirar pela boca porque no nariz existem filtros que limpam o ar de bactérias e toxinas como pó, etc.).

• Enviar conscientemente o ar até ao diafragma, que se expande e abre a caixa torácica.

• De maneira lenta e continuada encher repetidamente o tórax até chegar às clavículas.

• Quando se tiver enchido plenamente os pulmões, expirar em sentido inverso.

• Seguir o mesmo ritmo de inspiração e expiração; se inspirar contando até oito, expirar no mesmo tempo.

A expiração pela boca é mais energética e desanuviadora. Se estiver a fazer exercício ou concentrado no trabalho, inspire

SEXO fonte de saúde e prazer _____

profundamente e expire pela boca, pondo os lábios em «O». Quando choramos, rimos, suspiramos ou sopramos, estamos a respirar profundamente e a ajudar a relaxar a tensão. É um mecanismo natural do corpo para lhe fornecer mais oxigénio em situações de emergência.

Durante o sexo, a respiração acelera-se seguindo o ritmo da excitação e torna-se mais profunda depois do orgasmo. Se desejarmos controlar e prolongar a excitação sexual, ao notar que está a alcançar o clímax detenha-se e respire profundamente algumas vezes seguidas. É uma velha técnica empregada no ioga para prolongar o acto sexual. Recomece a actividade e use esta técnica quantas vezes julgar necessário. É útil em casos de ejaculação precoce e para aumentar a consciência corporal.

Quanto mais oxigénio inocular no organismo, mais vital e sereno se sentirá. No ioga existem técnicas de respiração que provocam estados alterados de consciência. Se estiver interessado em desenvolver o seu potencial de oxigenação, sugiro que as experimente.

Alimentação adequada

Para o bom funcionamento de todo o nosso corpo é necessário um equilíbrio correcto de nutrientes. Se houver excesso ou falta de alguma substância necessária para qualquer sistema corporal, esse desequilíbrio repercutir-se-á na nossa saúde.

Uma dieta equilibrada, com a quantidade certa de vitaminas, de oligoelementos, de hidratos de carbono, de proteínas e de gordura reforçará o nosso sistema imunológico e prevenirá o desenvolvimento de doenças. Estudos recentes demonstraram que a assimilação de vitaminas tomadas em forma de comprimido é muito menor do que ingeridas naturalmente a partir das frutas, dos legumes, etc.

Numa sociedade que não tem tempo para o indivíduo, pensamos que cuidamos da nossa alimentação se tomarmos alguns comprimidos de vitaminas por dia, sem nos preocuparmos em incluir na nossa dieta os alimentos frescos que as contêm.

Arranje tempo para comer e preparar os alimentos. Cozinhar é uma terapia relaxante que nos põe em contacto com as nossas

_____ Como melhorar a saúde através do SEXO

funções corporais. Procure incluir na sua dieta alimentos frescos e naturais; as frutas e as verduras têm nutrientes importantes para o nosso organismo.

Não abuse de alimentos demasiado elaborados e beba bastante água entre as refeições (não durante elas porque pode prolongar demasiado a digestão). A água é vital para o corpo; não é por acaso que somos constituídos por 90 por cento de elemento líquido e, embora bebamos outros líquidos, nada limpa e nutre tanto e tão bem como a água.

Contacto com a Natureza

Se vive na cidade, é bem provável que se sinta como um extraterrestre quando sai do meio urbano. A Natureza não está sob o nosso controlo nem é tão asséptica como a nossa casa; além disso, está cheia de bichinhos que parecem criados só para nos aborrecer. Mas a Natureza está cheia de energia vital. O ar puro, o contacto com a terra e os elementos, a beleza das paisagens e a ausência de ruídos criados pelo homem, revitalizam o corpo, sobem o nível das endorfinas e dopamina e relaxam a mente.

Os antigos recomendavam passeios pelos bosques para recuperar das doenças. A nossa sociedade actual subestima o contacto com os ciclos vitais, com essa parte de nós mesmos que pertence ao mundo animal. Quando tiver oportunidade de passar uns dias no campo procure não ver televisão nem ler jornais; dedique-se a desenvolver essa parte de si que o liga à Natureza e verá como esta «Grande Mãe» ajudará a recuperar a saúde.

Pensamos que a Natureza está ao nosso serviço; por isso, manipulámo-la e explorámo-la sem pensar que estamos a desestabilizar o equilíbrio do nosso planeta e com ele o do nosso próprio corpo. Respeitar o nosso planeta, não consumir além do estritamente necessário e preocupar-nos em reciclar é uma maneira de cuidar de nós mesmos.

Já experimentou ter relações sexuais em plena natureza? Não sentiu que toda a energia ambiente entrava pela sua pele? O ambiente revigorante e livre de *stress* pode proporcionar ao acto um prazer maior e desconhecido.

SEXO fonte de saúde e prazer _____

Exercício físico

O nosso corpo está concebido para se movimentar. Com o exercício físico conseguimos os seguintes benefícios:

• Oxigenamos o sangue.
• Activamos a corrente sanguínea por todo o organismo, beneficiando o coração e os órgãos internos.
• Incrementamos a capacidade respiratória.
• Mobilizamos e fortalecemos as articulações e o sistema ósseo.
• O cérebro descarrega endorfinas e outros neuropeptídeos no sangue e sentimo-nos relaxados e fortificados.

Consoante o treino que executar, terá mais aptidões para realizar determinado tipo de exercícios. Se nunca gostou muito de exercício físico, pode começar com um programa de natação ou de ginástica passiva.

Um exercício ao alcance de todos, que não precisa de preparação nem de equipamento específico, é caminhar. O andar activa todo o nosso corpo, reduzindo o *stress* e a ansiedade. Calce uns sapatos cómodos, não transporte nada consigo além dos documentos e caminhe a passo ligeiro durante uma hora, esforçando-se por manter um ritmo certo. Não pare a ver as montras! Verá que passados alguns dias se sentirá num estado de maior relaxação e até dormirá muito melhor.

A importância da musculatura da zona pélvica

Todos damos por adquirido que a actividade sexual é algo natural ao corpo humano. Mas se tivermos os músculos destreinados, sobretudo os da região pélvica, será provável que acabemos com dores musculares ou até cãibras no momento menos oportuno!

Fortalecer a zona pélvica é importante para a saúde global do corpo:

• A nossa postura mantém-se mais erguida.
• Pisamos mais correctamente e alinhamos a coluna.

100

_____ Como melhorar a saúde através do SEXO

- Podemos corrigir lesões nos sistemas muscular e ósseo das pernas.
- Trabalhamos os músculos que evitam a incontinência urinária.
- Massajamos os nossos intestinos e ajudamos a combater a prisão de ventre.
- Tonificamos e revitalizamos o sistema reprodutor.
- Exercitando os músculos pubiococcígeos, teremos mais controlo sobre o acto sexual e sentiremos mais prazer.

Exercícios para a pélvis

ESTIRAMENTOS

Vista uma roupa cómoda. Deve realizar os exercícios sem brusquidão: quando tiver chegado ao máximo da sua flexibilidade respire profundamente e esforce-se por sentir os músculos a estirar-se. Deixe que o seu corpo vá superando gradualmente os seus limites.

Repita cada exercício pelo menos cinco vezes, descanse e recomece.

- Exercícios no chão:
– Sente-se no chão, com as pernas alongadas e juntas, incline o tronco lentamente para a frente e tente tocar as pontas dos pés com as mãos. Procure não contrair os ombros nem dobrar os joelhos; deve sentir um estiramento na zona lombar.

– Respire uns momentos até sentir que a musculatura se relaxa. Lentamente, levante o tronco, começando pelos lombares, arredondando as costas, estire a coluna para cima e repita o exercício.

– Na mesma posição, abra as pernas formando um «V». Incline-se para a frente sobre uma perna. Endireite-se e repita para o centro e para a outra perna.

– Ainda na posição anterior, junte as pernas e coloque uma perna sobre a outra. Esforce-se por tocar a ponta do pé com a mão do lado contrário, fazendo uma torção com a coluna. Repita para o outro lado.

SEXO fonte de saúde e prazer _____

– Sente-se no chão com as pernas cruzadas, mova a pélvis para a frente a para trás, mantendo a coluna erguida.

– Na mesma posição, tente desenhar no chão um círculo com a pélvis. Mude de direcção.

- Exercícios de pé:

– Repita o exercício anterior, mas de pé. Pernas afastadas, as pontas dos pés voltadas para fora e os joelhos dobrados fazendo a pélvis baixar uns vinte centímetros. Durante todo o exercício o tronco deve permanecer erecto e sem mudanças de altura. Faça uma rotação completa da pélvis para a direita até se notar a saliência da cabeça do fémur; continue para trás, fazendo sair o cóccix; continue para a esquerda e termine à frente, projectando a púbis. Tente não mover a cintura e descreva um círculo contínuo. Mude de direcção.

– De pé, com as pernas afastadas, os pés paralelos e os joelhos ligeiramente flectidos, descreva um círculo com os quadris sem mexer o tronco, como se brincasse com o *hula- -hoop*. Se tiver um aro, pode utilizá-lo.

– De pé, afaste as pernas o mais que pude e dobre o tronco, apoiando as mãos no chão. Sem dobrar os joelhos, balanceie as nádegas, mudando o peso de uma perna para a outra.

No fim destes exercícios, deite-se de costas no chão e, com as pernas dobradas, leve os joelhos ao peito. Relaxe nesta posição. Passados uns minutos, abra os braços e deixe cair as pernas com os joelhos flectidos para o lado direito até que toquem o chão, enquanto roda a cabeça para o outro lado. Quando tiver terminado, endireite-se lentamente, arredondando as costas.

Fortalecer os músculos internos

- Exercícios de Kegels

A musculatura do perineu pode e deve ser trabalhada. Os músculos pubiococcígeos, que compreendem os músculos dos órgãos genitais e do ânus, compõem-se de grupos musculares que com a prática se podem diferenciar e contrair separada- mente.

_____ Como melhorar a saúde através do SEXO

Exercícios para mulheres

Estes exercícios são recomendados sobretudo às mulheres com problemas para alcançar o orgasmo ou de incontinência urinária.

• Tente contrair os músculos internos da vagina. Se não tiver experiência, introduza um objecto não muito grosso ou um dedo. Tente sentir a força dos músculos. Faça três séries de dez contracções três vezes por dia. Quando já tiver prática, tente contrair os músculos como se realizassem uma onda: comece pela entrada da vagina e desloque o movimento para o interior. Ao contrair a entrada tente sentir o clítoris a ser atraído para baixo, sendo possível que entre em erecção. Por vezes é muito agradável e aprazível fazer este exercício. Verá que a sua potência vaginal aumenta dia a dia.

Exercícios para homens

O homem é capaz de mover o pénis contraindo os músculos da púbis. Alternar a contracção com a relaxação. É importante controlar esta musculatura para poder relaxá-la durante a penetração e prolongar o coito.

Exercícios para os dois sexos

• De pé, inspire e retenha a inspiração o mais que se puder, enquanto contrai o ânus. Expire e relaxe-o. Tente diferenciar os músculos que controlam o esfíncter anal dos dos órgãos genitais.

• Deitado no chão, com os joelhos flectidos e os pés apoiados, inspire e endireite o tronco, mantendo a contracção enquanto retém a respiração. As mãos deverão estar atrás da nuca e o olhar fixo no tecto. Expire e relaxe o tronco.

• Deitado no chão com as pernas estiradas, levantá-las até formar um ângulo recto com o corpo. Se a zona lombar se arquear, pôr as mãos debaixo das nádegas.

• Com as pernas em ângulo recto, cruzá-las no ar imitando os movimentos de uma tesoura.

Terminados os exercícios, relaxar sobre as costas e com as pernas dobradas levar os joelhos ao peito.

SEXO fonte de saúde e prazer _____

• De pé, inspire e contraia as nádegas durante o tempo que puder. Expire e relaxe. Tente colocar um objecto (uma borracha, por exemplo) entre as nádegas e sentir a pressão que exerce sobre ele.

• Deitado de costas no chão, flicta os joelhos e apoie os pés. Inspire e levante a pélvis contraindo as nádegas e o baixo ventre. Manter a contracção enquanto se retém a respiração e, ao expirar, baixe a pélvis, mas sem tocar o chão. Repita o exercício.

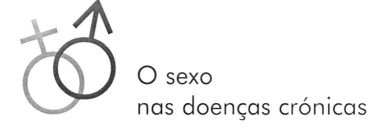

O sexo nas doenças crónicas

Ao adoecer não perdemos a nossa condição de seres sexuais. Além disso, a confrontação com a morte faz com que, muitas vezes, desfrutemos e apreciemos mais tudo aquilo que, como o sexo, é uma celebração da vida e da saúde.

As pessoas que padecem de doenças crónicas podem e devem ter relações sexuais, sempre que lhes apeteça e se sintam preparadas física e psicologicamente. Se antes de adoecer o sexo era natural para elas, agora deverá continuar a manter essa atitude positiva e a procurar novos encontros. Se, pelo contrário, nunca se teve uma relação satisfatória com o sexo, a doença pode ser a desculpa para se evitar toda a actividade.

Embora seja um paradoxo, ao termos de enfrentar uma doença poderemos ser obrigados a efectuar mudanças positivas na nossa vida, reformulando as prioridades e o nosso estilo de vida. Se aceitarmos a doença e tomarmos parte activa no processo de cura, consideraremos novas vias de comunicação e entraremos em contacto de forma mais autêntica com os nossos sentimentos e atitudes vitais.

Se, devido a uma doença, nos virmos forçados a mudanças na maneira de nos relacionarmos com o nosso corpo, pode acontecer que comecemos a apreciar noutra perspectiva uma das poucas actividades que nos renovam física e mentalmente, dando-nos uma enorme energia e ajudando-nos a relaxar.

Seja como for, podemos mencionar o tema do sexo ao especialista que nos estiver a tratar para que ele dê alguma indicação ou conselho. Mas tenhamos em conta que a maioria deles não

SEXO fonte de saúde e prazer _____

possui preparação em aconselhamento sexual e pode acontecer que se sintam tão incomodados como nós ao falar de sexo. Nesse caso, devemos recorrer a um sexólogo que possa dar-nos uma informação mais precisa.

Doenças cardiovasculares

Normalmente pensa-se que, quando se sofreu um ataque cardíaco, a actividade sexual poderá ser perigosa. A menos que se tenha a mania dos recordes sexuais, poderemos, com o consentimento do médico, reiniciar a vida sexual quatro a seis semanas depois de um enfarte ou de uma intervenção cirúrgica cardiovascular.

Se ele autorizar e o peito não doer nem tivermos problemas de respiração ao realizar uma actividade física normal, como subir uma escada, estaremos preparados para retomar a vida sexual. Além disso, se iniciarmos um programa de exercícios supervisionados, aumentaremos a capacidade cardíaca e recuperaremos o tónus corporal, melhorando assim o desfrute do sexo.

Tenha em conta as seguintes advertências:

• Não tenha relações depois de uma refeição pesada, já que o processo digestivo açambarca parte da circulação sanguínea.

• Durante a prática sexual utilize as posições de lado, evitando estar muito tempo de bruços.

• Pode acontecer que a medicação diminua o apetite sexual ou haja problemas de erecção. A comunicação com o seu par e a utilização de técnicas que não incluam o coito acrescentarão energia e interesse à vida sexual.

• Fale com o seu par. Uma atitude excessivamente protectora pode bloquear-nos e levar-nos a adoptar um papel passivo.

• Se sentir depressão e cansaço depois de uma intervenção cirúrgica e, por isso, se retrair mais e se sentir sem forças para demonstrações afectivas, deve arranjar algum tempo para explicar ao seu par o seu estado de alma, para que se possa reiniciar gradualmente uma relação quente e carinhosa.

_____ O sexo nas doenças CRÓNICAS

• Se o peito lhe doer, se não puder respirar ou se tiver palpitações durante mais de quinze minutos, cesse toda a actividade; faça um exercício de relaxação e consulte o médico.

Pode desfrutar-se do sexo quando se tem cancro?

A depressão e a ansiedade provocadas por esta doença podem prejudicar as nossas relações. Às vezes, o cancro segue um processo lento e gradual que pressupõe uma contínua readaptação do casal e que pode pôr à prova a base real sobre que assenta a relação, provocando uma nova aproximação.

Actualmente, o cancro é uma doença que, na maioria dos casos, tem solução quando detectada a tempo. Nos casos de cancro é importante que a pessoa doente reafirme a sua ligação à vida e o sexo pode fazê-lo desejar o seu par e a fazê-lo sentir--se parte do mundo.

As pessoas que foram submetidas a uma operação cirúrgica ou que têm de usar uma prótese sentem-se inseguras nas suas relações, já que têm de adaptar-se a uma nova configuração física. Depois do período de convalescença, o sexo é possível e desejável para restabelecer vínculos com a parte afectiva e gostosa da vida. Contudo, é fundamental que a pessoa mantenha um diálogo aberto com o seu par para aceitar e sentir-se seguro e confiado, apesar das mudanças operadas no seu corpo. É vital poder contar-se com ajuda psicológica para voltar a reconciliar-se com a sua própria imagem e potenciar a vontade de viver.

A quimioterapia afecta o nível do desejo. Costuma produzir uma sensação de mal-estar e de cansaço, pelo que manter as relações durante o tratamento pode exceder as forças do doente. Demonstrou-se que certas substâncias químicas utilizadas em quimioterapia diminuem o nível de androgénios que são fundamentais para despertar a libido e atingir o orgasmo.

Neste período é mais importante concentrar-se na parte sensual do sexo: beijos, abraços, carícias, manter os sentidos abertos aos estímulos, um banho juntos ou um serão agradável a ouvir música fazem com que a pessoa se sinta ligada ao seu par e à vida, e contribui para o seu processo de cura.

SEXO fonte de saúde e prazer _____

Uma pessoa infectada com sida poderá fazer sexo?

A síndroma de imunodeficiência adquirida é uma doença relativamente nova e bastante desconhecida. Quando os órgãos de comunicação social começaram a publicar os primeiros casos, houve uma onda de pânico e a desinformação contribuiu para criar a psicose de nos encontarmos perante uma nova praga bíblica, começando-se a marginalizar os afectados como portadores de um castigo de Deus.

Actualmente, temos uma informação mais precisa das vias de contágio (sangue e fluidos corporais como o sémen) e as campanhas de prevenção estão a sensibilizar a sociedade para a conveniência de tomar precauções nos contactos sexuais, com o uso de preservativos e de protecções profilácticas.

Contudo, isto não significa que o portador do vírus tenha de se isolar e evitar o contacto com os outros. O vírus não se transmite pela saliva nem pelas lágrimas e, de modo nenhum, pelo beijo, pelo toque, pelo abraço ou pela fala, pelo riso ou pela convivência diária. Além disso, uma pessoa pode ter em si os anticorpos da sida e nunca desenvolver a doença. O vírus ataca as defesas do organismo e deixa-o exposto a infecções provocadas por vírus oportunistas que, em condições normais, seriam vencidos pelo sistema imunológico. Infelizmente também pode haver uma degenerescência celular que resulte em cancro ou pode contrair-se infecções que as debilitadas defesas não conseguem vencer.

Mas antes de as doenças se desenvolverem, o doente pode fazer muito pela sua saúde. Estudos com pessoas afectadas comprovaram que a mudança para uma alimentação sadia e equilibrada, o exercício físico adequado, o ambiente familiar afectivo e livre de *stress* e a atitude positiva do paciente fazem aumentar o número de defesas e ajudam a pessoa a trabalhar conscientemente na melhoria do seu estado de saúde.

Como dissemos em páginas anteriores, o sistema imunológico está intimamente relacionado com a saúde mental do indivíduo. Experiências com pacientes comprovaram o aumento do número de defesas depois de exercícios de relaxação e de

108

O sexo nas doenças CRÓNICAS

visualização orientada. Ficou demonstrado que os leucócitos reagem directamente a determinados neuropeptídeos; portanto, o nosso estado mental influi no nosso estado de saúde. Se virmos a espada de Dâmocles sobre a nossa cabeça, cairemos numa espiral de apreensão e de medo que acabará por enfraquecer a nossa saúde. Se seguirmos uma pequena rotina de alimentação e de exercícios, e mantivermos relações gratificantes e frutíferas (também as sexuais), sentir-nos-emos mais enérgicos e vitais e a nossa saúde agradecer-nos-á.

Respeitando as devidas precauções, o sexo será benéfico para nós porque nos aproximará da vida.

Obstrução pulmonar crónica

Se padecer de algum tipo de doença pulmonar – asma, enfisema ou bronquite crónica – é possível que se sinta angustiado durante o acto sexual. A excitação pode provocar espasmos bronquiais e a sensação de asfixia faz com que seja difícil um esforço prolongado.

Evite o sexo quando estiver fatigados ou stressado. Tente manter um ambiente ventilado e não fique completamente estendido, mas repouse sobre almofadas. Evite também as posições em que tem de suportar sobre o peito o peso do seu par: as posições de lado são as mais recomendáveis.

Se padecer de obstrução pulmonar crónica e sofrer um ataque de tosse ou de asfixia durante o acto, deve interrompê-lo e pedir ao seu par que lhe faça uma massagem relaxante. Não se envergonhe do seu problema e fale dele abertamente. Talvez uma estimulação sensual mais lenta e gradual afaste os sintomas mais desagradáveis durante a prática do sexo. Um papel passivo na relação fá-lo-á igualmente desfrutar e inclusive descobrir novas formas de sentir.

Além disso, muitos homens que padecem desta doença podem sofrer de disfunção eréctil, já que se dá uma descida dos níveis de testosterona. Se for o seu caso, o diálogo com o seu par e a descoberta de novas formas de estimular a sensualidade podem levá-lo a desfrutar do sexo de maneira surpreendente.

SEXO fonte de saúde e prazer _____

Artrite – dor crónica

As doenças do sistema ósseo e muscular, como as reumáticas e artríticas, vão degenerando a estrutura corporal e podem chegar a incapacitar o afectado. Especialmente a partir da maturidade e sobretudo nas mulheres, a partir da menopausa produz-se uma descalcificação do sistema ósseo que provoca dores horríveis, como a osteoporose, e que gradualmente vai reduzindo a mobilidade do indivíduo.

Embora este tipo de doenças (sobretudo as reumáticas e a artrite) possa manifestar-se em qualquer idade, com um sistema muscular tonificado e em forma, os sintomas, sobretudo o anquilosamento das extremidades, podem ser notavelmente aliviados.

Devido às dores violentas causadas por estas doenças degenerativas, os afectados vão pouco a pouco evitando e reduzindo a qualidade da sua actividade física. Mas um programa suave de exercícios destinados a desentorpecer e fortalecer os músculos, como a ginástica passiva e a natação, ajudará a oxigenar e a nutrir os músculos e desenferrujará as articulações.

Durante a prática do sexo deve escolher posições cómodas e pedir ao seu par ajuda e compreensão. Pode começar por tomar um banho quente com o seu par, relaxando e aliviando a dor muscular, seguido de uma massagem suave e tonificante, sem exercer pressão nos pontos dolorosos. Deve escolher posições de lado para não ter de suportar o peso do seu par.

Se tiver medo de sentir dores durante o acto, comunique-o ao seu par; não se trata de fazer acrobacias, mas apenas desfrutar serena e confortavelmente da intimidade sexual. Além disso, como já se demonstrou cientificamente, os neuropeptídeos gerados durante o acto aliviarão consideravelmente a dor.

Existe um certo tipo de artrite que suprime as secreções glandulares. O uso de lubrificantes não pode ser motivo de vergonha mas, em cumplicidade com o seu par, ajudá-lo-á a desfrutar mais plenamente.

Como pode o sexo ajudar, se padecermos de nevralgias?

A dor crónica, tanto nos processos artríticos como em forma de nevralgias, pode provocar a perda do desejo das relações

O sexo nas doenças CRÓNICAS

sexuais. Se tomarmos analgésicos durante os processos dolorosos, será possível que nem nos lembremos de que somos seres sexuais. A dor de cabeça soa a desculpa típica para evitar o sexo; mas, infelizmente, é uma realidade desagradável e inevitável para muitas pessoas.

Em geral, quem sofre de enxaquecas afirma que durante os ataques se lhes torna insuportável qualquer estímulo sensorial. Por isso, o repouso num ambiente sem luz nem ruídos alivia certamente o sistema nervoso. Em determinados tipos de nevralgia, a ingestão de alimentos torna-se impossível, por causa das náuseas, chegando-se até a vomitar os alimentos líquidos.

As dores de cabeça podem ter uma origem puramente física, como a hepatite, os tumores, as lesões no sistema nervoso produzidas por um vírus, as deslocações vertebrais ou os desarranjos hormonais. Mas, em muitos casos, também são uma expressão psicossomática de *stress* e de esgotamento nervoso.

Seja qual for a origem, que pode exigir tratamento médico ou psicológico, o sexo ajudar-nos-á a diminuir os sintomas.

Durante o acto sexual, produz-se um aumento do caudal sanguíneo em direcção à pélvis, aliviando a congestão vascular na cabeça; por outro lado, a descarga física do orgasmo também relaxa o sistema nervoso. Embora pense que será o que menos lhe poderá apetecer, a verdade é que se recomenda a prática do sexo em casal ou a masturbação em determinados tipos de enxaqueca. Um ambiente adequado, com luz indirecta e suave, uma massagem sedativa na cabeça, no pescoço e nos ombros antes de começar, irão pouco a pouco relaxando as terminações nervosas. Aliás, o prazer sensual irá desbloqueando o resto do teu corpo e centrando a sensação noutras áreas, deslocando a dor.

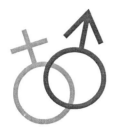

Sexo depois da cirurgia

Damos por adquirido que o nosso corpo funciona por si só e não lhe prestamos demasiada atenção; mas, num curto espaço de tempo, às vezes tão drasticamente como da noite para o dia, vemos alterada a nossa imagem corporal.

Os sentimentos de ansiedade, perplexidade, de ira e de frustração perante a perda de algum membro ou de uma função biológica que tínhamos de nascença, são naturais e necessitam de um período de adaptação e de reformulação vitais. O facto de se ter de enfrentar novamente o espelho pode requerer tempo e assistência psicológica.

Embora os outros não notem, como no caso de cirurgias internas, sabemos que nos falta alguma coisa e, independentemente dos reajustamentos fisiológicos que necessariamente acontecerão, devemos ser compreensivos connosco. Poderá dar-se o caso de descobrirmos valores ou de valorizarmos situações que antes passávamos por alto: a vida continua e nada nos roubou a alegria e a curiosidade de viver.

Será depois de um acidente, da amputação de um membro, de queimaduras ou de cicatrizes, que mais precisará de toda a sua energia e optimismo. Felizmente, hoje em dia a cirurgia plástica corrige deformações, coisa absolutamente impensável ainda há poucos anos. Mesmo assim, o trabalho pessoal, a ajuda de um terapeuta e a aceitação de nós mesmos são as chaves que farão recuperar a confiança.

SEXO fonte de saúde e prazer _____

Mas, o que acontece quando a cirurgia atinge algum órgão relacionado com o sexo? É perfeitamente lógico e natural ser preciso tempo para reiniciar os contactos sexuais, e muita paciência: necessitamos de tempo para nos readaptarmos física e psicologicamente à nova situação.

É um momento em que precisamos de apoio: quanto mais ajuda se receber (não apenas sozinho, mas também com o nosso par, se o tivermos), tanto mais cedo poderemos reestruturar e recuperar a actividade sexual. É possível e desejável voltar a manter relações sexuais e a desfrutar do corpo com alegria e aceitação.

Sexo depois de uma mastectomia

Os seios são a parte da mulher que mais se identifica com a sua feminilidade. É sumamente importante o seu potencial sexual, não só para a própria mulher, mas também como estímulo para o seu companheiro. E a sua função nutritiva e de contacto com o bebé dá a estes órgãos uma carga emocional muito peculiar.

Mas, na nossa sociedade, que mulher está contente com os seus seios? As modas variam e o volume das mamas não deveria sofrer com isso. Seria bom que a mulher se deixasse de caprichos pessoais para não andar sempre a adaptar-se às tendências estéticas!

Depois de uma mastectomia simples ou dupla, a mulher pode sentir que foi despojada dos seus atributos mais característicos. É muito provável que sinta:

• Ansiedade ao enfrentar as cicatrizes e a perda do seio e uma recusa em se tocar nessa zona e de ser tocada pelo seu companheiro.

• Sobretudo, se também foram extraídos tumores linfáticos, dor e excessiva sensibilidade na zona e perda de mobilidade no braço.

• Depressão e fadiga.

Se a mulher nua não se sentir à vontade diante do companheiro, não precisa de se forçar. Deve respeitar os tempos

_____ O sexo depois da CIRURGIA

psicológicos já que necessita de recuperar física e emocional-mente. Enquanto não for possível uma reconstrução mamária, poderá usar roupa interior *sexy* que até é divertida (ainda que de início não veja a graça!). A feminilidade não está só nos seios, mas em todo o corpo da mulher.

O maior problema surge nas mulheres que se submetem à quimioterapia. O efeito tóxico e debilitante da química sobre o organismo pode eliminar completamente o interesse e a exci-tação sexual. Poderão surgir a amenorreia, as regras irregulares, a secura vaginal e os desajustes hormonais. A perda de peso e a queda do cabelo não contribuem positivamente para a reafirmação como mulher desejável.

Mas estes efeitos secundários não são duradouros e podem ser controlados, mediante medicação e lubrificantes. É impor-tante que a mulher realize o acto sexual quando estiver descan-sada; convém que comunique os seus estados emocionais ao companheiro e o torne participante.

Em que é que a histerectomia afecta a actividade sexual?

Se os seios são a manifestação externa da feminilidade, o útero é a sua sede interna. A ablação do útero é uma operação que actualmente não contém riscos. Além disso não ficam sinais externos que denunciem a falta deste órgão. Muitas mulheres sentem-se aliviadas ao deixar de se preocupar com a contracep-ção; mas para a maioria transforma-se num trauma porque se sentem despojadas da sua feminilidade, já que o útero tem um forte poder emocional e um grande significado para a mulher.

Numa histerectomia simples, extirpam-se o colo uterino e o útero, mas como a vagina e os ovários não são afectados não se produzem modificações hormonais que afectem o organismo e em especial as relações sexuais. No entanto, na histerectomia total ou ovariectomia, extrai-se todo o aparelho reprodutor feminino (útero, ovários e trompas de falópio). Acontece então uma menopausa prematura com todos os seus sintomas e a mulher pode ver afectada a sua actividade sexual.

O tempo de recuperação costuma ser superior a um mês, devendo-se repousar e não fazer esforços nem carregar pesos.

SEXO fonte de saúde e prazer _____

O regresso à normalidade não deve afectar a retoma da actividade sexual. Se houve mudanças hormonais, uma terapia de estrogénios ajuda o organismo a retomar o equilíbrio hormonal.

Nalguns casos, observou-se um défice de androgénios, mas com uma terapia adequada o sexo volta a ser igual ao anterior à operação. Mas o que realmente tem importância é a atitude mental: se a mulher se sentir menos feminina, a mente transmitirá essa informação ao organismo. A sexualidade não reside num só órgão, mas todo o corpo é susceptível de ser sexual.

Ostomias: ileostomia e colostomia

O acto de defecar é um dos segredos mais bem guardados do ser humano. Desde que nos tiram os cueiros, torna-se um acto íntimo e estritamente privado, evitando ao máximo todo o contacto com o que defecamos. Apesar de ser algo tão natural como pentear ou comer, é um acto privado e de que só se fala em piadas ou em caso de problemas. Mas há patologias que impedem que a matéria fecal seja eliminada normalmente pelos intestinos, sendo necessária uma cirurgia para construir uma saída artificial. Será isso motivo para se evitar o sexo? Com algumas precauções e tendo em conta as alterações corporais, o sexo pode fazer parte da nossa vida sem dificuldade.

A ileostomia é a realização de uma abertura na cavidade abdominal a partir do intestino delgado e a colostomia a partir do cólon. Tornar-se-á necessário o uso de uma bolsa ou saco para recolher os dejectos; e, mais do que a recuperação física, isso poderá ser motivo de recusa do acto sexual.

No caso de uma colostomia sigmóide, pode solucionar-se o problema cobrindo a abertura com uma gaze; mas a bolsa poderá coibir e envergonhar. Limpe bem a abertura e a bolsa (se for reutilizável) ou mude-a se for descartável. Consulte o médico sobre as posições que se deve evitar. Se realmente houver o sentimento de se ser desejado e se confiar no parceiro, melhor!

Um especialista em nutrição pode aconselhar quanto aos alimentos que ajudarão a ter defecações mais regulares e, por-

_____ O sexo depois da CIRURGIA

tanto, mais previsíveis, e quais se devem evitar para controlar os gases e as fermentações intestinais.

A vasectomia e as relações sexuais

A vasectomia é um método de contracepção masculina permanente e irreversível na maioria dos casos. Cortam-se e cauterizam-se os canais seminais numa operação simples que requer um pós-operatório de poucos dias.

É uma operação que se realiza a pedido do paciente, mas mesmo assim também pode trazer conflitos psicológicos: o homem sente que perdeu a sua virilidade. Em muitos casos, observa-se um aumento exagerado de actividade sexual, como se, desta maneira, se tentasse compensar um sentimento de inferioridade.

A vasectomia não afecta a erecção nem a ejaculação nem a capacidade de excitação. É conveniente esperar um mínimo de seis semanas já que, durante este período, ainda há espermatozóides no esperma.

É uma operação que se costuma realizar de acordo com a companheira, dado que é vital a sua compreensão e apoio, tal como em qualquer outra operação que possa provocar um transtorno psicológico.

Cirurgia da próstata e testículos

A cirurgia da próstata ou dos testículos exige um período de recuperação em que poderá ser difícil conseguir uma erecção, embora não tenha havido nenhuma alteração hormonal.

No caso de se ter feito uma ablação total, o homem experimenta um orgasmo seco, sem ejaculação. Contudo, o sexo é possível e desejável.

Tal como acontece com a mulher a quem se extraiu um seio, assim também a nudez do homem submetido a estas cirurgias pode ocasionar vergonha e a sensação de se sentir incompleto, podendo os encontros provocar ansiedade que inibirá a erecção. Um aconselhamento profissional adequado e uma reintegração gradual e compreensiva na vida sexual melhorarão a imagem de si próprio e a auto-estima.

117

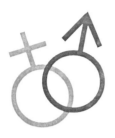

Manter-se saudável em qualquer etapa da vida

A sexualidade não é algo que se desenvolva com a puberdade e pare na maturidade. Não temos sexualidade, mas somos seres sexuais desde o momento em que nascemos.

A sexualidade é algo que intervém e está presente em todas as áreas da nossa vida. Ouvir música, pintar um quadro ou manter uma conversa apaixonada podem ter uma carga sexual, embora não se procure o encontro concreto. Todo o acto em que intervém a nossa energia criativa e a paixão pela vida está impregnado dessa energia.

O bebé sente e busca o contacto físico com os outros para se alimentar emocionalmente e sentir-se seguro. Nos primeiros anos de vida, manipula e explora os seus órgãos genitais (e, se puder, também os dos seus amiguinhos) e sente prazer nisso. Se lhe ensinarem que a masturbação é um assunto pessoal e se lhe derem liberdade de explorar a sua sexualidade sadiamente, evitar-se-ão muitos traumas na idade adulta.

A menina ou o menino sentem curiosidade sexual desde que vão para a escola, procurando e trocando informação sobre os seus corpos. Mas é durante a puberdade que o desenvolvimento hormonal impele o adolescente a experimentar a revolução física que acontece no seu corpo. Nesta etapa de transição da meninice para a idade adulta, o adolescente sente a sua sexualidade como uma força poderosa que o impele a iniciar as suas relações.

Dependendo do seu sexo e da orientação do desejo, a livre expressão da sua sexualidade ver-se-á mais ou menos potenciada. Nos homens celebrar-se-á a sua aproximação do sexo como um acto de virilidade. Mas as mulheres ver-se-ão condicionadas a adoptar um papel mais passivo com medo de perder a sua reputação e das possíveis gravidezes.

A masturbação assume o protagonismo nesta etapa, já que muitas vezes as relações sexuais não são tão frequentes como se desejaria e o adolescente está a experimentar a sua capacidade de proporcionar prazer a si próprio, o que às vezes assusta os adultos. Quem nunca teve medo de ficar cego ou calvo ou de ver as palmas das suas mãos cobrirem-se de pêlos como se estivesse a transformar-se em lobisomem? Uma informação correcta que desdramatize o sexo e o considere uma parte natural da vida ajudará o adolescente a desfrutar sem problemas da sua sexualidade na idade adulta.

Quando somos adultos, supõe-se que estamos perfeitamente preparados para o sexo, mas muitos de nós continuam desligados dos seus impulsos sexuais. É a etapa em que se espera que adoptemos uma posição definida relativamente ao que somos sexualmente e como vão ser os nossos encontros.

É então que temas como a homossexualidade, a monogamia, a promiscuidade, etc., deixam de ser um impulso e uma opção estritamente pessoal para se encaixarem num contexto social.

Embora nesta etapa se pressuponha que já estamos formados como seres individuais e com personalidade própria, é então que em muitos de nós os conflitos sexuais impedem o equilíbrio e a saúde.

Perguntemos: o que será melhor, comprazer com as expectativas familiares e sociais ou ser consequente com os seus próprios impulsos e sentimentos? Por causa da necessidade de adaptação e de aprovação social, muitos de nós deixam pelo caminho partes importantes da sua sexualidade e começam a fingir tanto no quarto como na sala.

_____ Manter-se saudável em qualquer etapa da VIDA

É sumamente importante rever e reactualizar a nossa relação com a sexualidade para podermos exprimir-nos tais como somos e não como os outros gostariam que fôssemos.

Sexo e gravidez

A criação de uma nova vida é um milagre da Natureza. Quando a gravidez é desejada, muitos casais coincidem em afirmar que a qualidade da sua união ultrapassa o puramente físico. A partir de dois seres criou-se uma vida nova.

O sexo durante a gravidez não está contra-indicado, a não ser nos casos de risco de aborto ou de gravidez com complicações. Se o sexo reduzir o *stress* e gerar bem-estar, será bom que o casal se sinta bem e identificado.

PRIMEIRO TRIMESTRE

Durante o primeiro trimestre produzem-se alterações hormonais na mulher que também provocam náuseas e enjoos que podem diminuir o desejo e dificultar as relações sexuais. O sexo é possível, enquanto não houver risco de aborto. As alterações físicas operadas no seu corpo não são demasiado perceptíveis e pode fazer-se sexo sem problemas, já que a necessidade de proximidade física com o companheiro pode aumentar.

SEGUNDO TRIMESTRE

O feto está bem implantado no útero e os incómodos dos primeiros meses já se suavizaram. O maior afluxo sanguíneo aos órgãos genitais incrementa a excitação e a maior produção de beta-endorfinas aumenta o bem-estar. As alterações hormonais equilibraram-se e a mulher adaptou-se à sua condição de gestante. O sexo pode ser maravilhoso e uma forma de união mais intensa.

Mas é neste trimestre que as alterações corporais podem afectar o casal. Numa sociedade em que a magreza é atraente, as formas redondas e mais volumosas da nova condição de maternidade podem confundir os sentimentos eróticos da mulher em relação ao seu par.

SEXO fonte de saúde e prazer _____

No homem, a transformação da sua companheira de amante em mãe pode perturbá-lo e dificultar a relação da sexualidade com a maternidade; tem receio de incomodar o bebé e a sua companheira, sentindo-se, por isso, às vezes, afastado do processo de gestação. Então, são vitais a comunicação e a compreensão, podendo o sexo ser tão intenso e frequente quanto desejarem.

Terceiro Trimestre
Se não existir risco de rotura da placenta ou de que as contracções do orgasmo acelerem o nascimento do bebé, o sexo será possível, mas... também um pouco embaraçoso. O volume do ventre recomenda as posições semierguidas, reclinadas ou recostadas sobre almofadões. Deve-se mudar frequentemente de posição para se evitar cãibras nas pernas e na zona pélvica, sendo bom que haja muita compreensão e sentido de humor.

Durante este trimestre pode haver alguma ansiedade ante a iminência do parto, tanto no homem como na mulher. As alterações familiares e económicas ganham grande importância e alguns homens sentem-se deslocados ou confusos com o seu novo papel. A mulher pode centrar a sua atenção no futuro bebé e o homem sentir-se excluído.

Mas também se pode transformar num momento de celebração, porque o sexo lhes permitiu criar uma vida.

O sexo durante o pós-parto
Passados os primeiros momentos de perturbação diante das novas responsabilidades e tendo-se já equilibrado a ansiedade e o esgotamento em cuidar do bebé e a alteração do ritmo de vida para poder atendê-lo, o corpo volta pouco a pouco à normalidade. As hormonas vão-se ajustando e é possível que a libido diminua, tanto mais que o aparelho reprodutor precisa de descanso.

Passadas seis semanas, se o médico aprovar, o casal poderá reiniciar a sua vida sexual, se conseguir manter-se acordado! Deverá estimular-se lentamente e usar lubrificação para recomeçar a fazer amor.

_____ Manter-se saudável em qualquer etapa da VIDA

O sexo durante o período de aleitação

Se a mulher estiver a dar de mamar, é possível que se sinta sexualmente excitada. Não é mau nem perverso, mas uma reacção física.

Durante o coito, o parto e a aleitação, produz-se na mulher uma hormona chamada oxitocina que se liberta durante o orgasmo e se activa quando o bebé mama e até quando esta o ouve chorar!

É normal que a mulher se sinta excitada quando o bebé mama; pois onde está a linha divisória entre a excitação sexual e a sensual? Deve desfrutar da nova condição e tornar dela participante o companheiro.

Sexo e maturidade

A partir dos trinta e cinco anos, o organismo sofre uma série de mudanças físicas que se repercutem na vida sexual do indivíduo. Os níveis de testosterona descem tanto nos homens como nas mulheres; as erecções diminuem em qualidade e frequência, e a secura vaginal começa a tornar-se um problema.

Além disso, numa sociedade em que o envelhecimento é mal visto, o nosso ideal de beleza está associado à juventude. O auge da cirurgia plástica e estética, e o mercado da cosmética aproveitam-se da nossa insegurança e reforçam o preconceito de que à velhice está ligada a perda da nossa condição de seres sexualmente desejáveis.

A nossa fecundidade desce a partir dos trinta e cinco anos. No homem, baixa a produção de espermatozóides e, na mulher, a gravidez não é desejável a partir dos quarenta, pelos riscos físicos inerentes tanto para a mãe como para o bebé.

Mas não estamos condenados a uma vida sem sexo. A experiência e a sabedoria, apanágio da maturidade, podem fazer com que desfrutemos da experiência sexual de uma maneira mais rica e positiva, gozando mais com o encontro e satisfazendo-nos mais.

⚲→ 123

SEXO fonte de saúde e prazer

Existe a andropausa?

Embora os homens não sofram alterações hormonais tão drásticas como as mulheres, é verdade que a capacidade de manter uma erecção e de ejacular é afectada. Os níveis de testosterona diminuem a partir dos cinquenta anos; mas esta hormona não é responsável pela disfunção eréctil; o culpado é outro androgénio, o sulfato de dehidroepiandrosterona que talvez esteja implicado no aparecimento de doenças cardiovasculares.

Mas se o homem baseou a sua virilidade nas erecções, a necessária adaptação a uma nova forma de sexualidade criar-lhe-á problemas de identidade, levando-o a esforçar-se por se afirmar sexualmente por meio de encontros mais frequentes ou seduzindo mulheres mais jovens. A erecção será menos intensa e o escroto estará mais caído (já se passaram muitos anos a manter os testículos no seu lugar). O orgasmo será mais breve e a ejaculação terá menos força; o período de recuperação entre cada ejaculação será mais longo.

Mas estas mudanças físicas não devem conduzir a uma diminuição da vida sexual. É mais importante estar atento e reconhecer as alterações emocionais que acontecem e aceitar os benefícios que a maturidade nos traz: uma visão mais serena da vida, maior conhecimento de si próprio e dos outros, e uma vida sexual sábia e feliz.

Ter uma velhice vital: o sexo ajuda

Na nossa sociedade, a imagem de um casal de anciãos a realizar o acto sexual pode parecer grotesca e até ofensiva. Contudo, embora o nosso corpo se deteriore com os anos, a nossa curiosidade e o anseio de contactos íntimos com outra pessoa devem continuar activos para que não nos desliguemos da energia vital.

O envelhecimento faz com que o encontro com outra pessoa se baseie mais num conhecimento autêntico de nós próprios do que na importância da nossa imagem corporal ou nas expectativas de futuro.

Se não existirem doenças mentais degenerativas e o organismo se mantiver sadio, apesar dos achaques próprios da idade,

124

_____ Manter-se saudável em qualquer etapa da VIDA

será lógico que a energia sexual seja parte importante e integrante do ser humano.

Mesmo que a penetração seja difícil ou as proezas sexuais fiquem relegadas por impossíveis, os encontros sexuais trazem o calor e o bem-estar vital que rejuvenescem o corpo e a mente. Sentir-se desejado e desejar a outra pessoa abre as portas a uma comunicação que supera todo o acto físico.

É preciso ter-se cuidado com os órgãos genitais: com a idade, os tecidos enfraquecem e há uma perda de gordura, pelo que as manipulações violentas podem ser mais dolorosas do que agradáveis. O bem-estar desencadeado pelas carícias e pela excitação da união com outra pessoa beneficia o organismo, não importa a idade.

A incontinência urinária é um problema que surge em qualquer idade, mas mais frequente na velhice. A pressão exercida nos órgãos genitais pode provocar uma perda de urina que poderá ser inibidora. O exercício físico moderado e os exercícios da musculatura pélvica ajudam a debelar, a adiar ou a mitigar o problema e devolverão vigor e tónus muscular a essa zona.

O que importa é que, em qualquer idade, nos sintamos parte da vida e possamos contribuir com o conhecimento que adquirimos ao longo dos muitos anos. Uma alimentação sadia e equilibrada, exercício físico e relações sociais construtivas e frutíferas mantêm o ser humano activo e vital em todas as idades da vida.

O prazer está mais no cérebro do que no resto do corpo. Embora não se alcance o orgasmo, a mente sentir-se-á igualmente satisfeita se a estimularmos sexualmente e todo o nosso organismo beneficiará com isso.

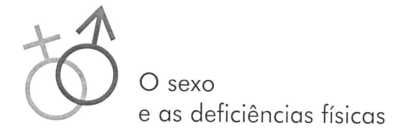

O sexo e as deficiências físicas

As pessoas que sofrem de algum tipo de deficiência ou disfunção física são automaticamente consideradas seres sem sexualidade. As pessoas «normais» dirigem-se-lhes com compaixão ou condescendência, mas poucas vezes com compreensão.

A deficiência não é uma doença que contagie nem que pressuponha que o indivíduo tenha perdido a sua qualidade de ser humano; a pessoa deficiente tem os mesmos sonhos, esperanças e ilusões que qualquer outra pessoa e, entre essas coisas, o sexo como forma de comunicação e contacto com a vida.

Numa sociedade em que o culto da juventude e da beleza se converteu em tabela ou escala da nossa aceitação social, tudo o que é diferente e não se ajusta aos cânones estéticos produz mal-estar e até rejeição. Tratam-se os deficientes como crianças ou exagera-se a atenção que se lhes presta; mas não se estabelecem relações humanas verdadeiras. Mesmo as pessoas obesas, as que têm alguma disformidade ou mostram sequelas de queimaduras ou de acidentes, etc., começam a fazer parte desse grupo que se supõe incapaz de se relacionar com os outros e, ainda menos, de viver em casal.

Quando tentam estabelecer relações sexuais, o maior problema de saúde que os deficientes enfrentam não é o esgotamento ou a dor provocada pela actividade sexual nem a maior ou menor funcionalidade dos seus membros. O que realmente se repercute na sua saúde física e mental é o facto de a sociedade os «dessexualizar», com a consequente perda da auto-estima e da dignidade pessoal.

Outro ponto importante que contribui para a marginalização é o preconceito de que uma pessoa deficiente só poderá ter relações com outros deficientes.

Além disso, a pessoa que sofre um acidente ou uma doença que a incapacite julga que o mundo das relações sexuais fica drasticamente reduzido. Os sentimentos de ira e de desprezo por si mesmo são mais prejudiciais do que a adaptação à nova situação.

Uma pessoa que se ama e se reconhece como um ser humano único e valioso tem o direito de amar e desejar os outros, sejam iguais a si ou não. Quando vemos um casal composto por uma pessoa «sã» e por outra deficiente, pensamos logo no grande coração da primeira; mas também poderá acontecer que seja precisamente o deficiente quem está a ganhar um lugar entre os santos! O que é que mede a qualidade de um ser humano?

No entanto, é preciso adaptar as relações sexuais para que sejam cómodas e satisfaçam os dois membros do casal. O orgasmo físico é tão-só uma parte do sexo: o cérebro intensifica a excitação sexual, quer provenha de manipulações físicas quer de imagens mentais. A capacidade de adaptação da mente e do corpo a situações novas é incrível: se desapareceram certas zonas erógenas, a intensidade da sensação pode aumentar noutras. Embora se tenha perdido sensibilidade em determinadas zonas, as carícias, os beijos e, sobretudo, o desejar e sentir-se desejado é um estímulo suficiente para alcançar o clímax sexual.

Incapacidades e disfunções que podem afectar as relações sexuais

- Lesões na medula espinal (paraplegia, tetraplegia).
- Paralisação parcial ou total (lesões nervosas).
- Poliomielite (perda de mobilidade ou de sensibilidade nas pernas; dificuldades respiratórias).
- Esclerose múltipla.
- Distrofia muscular.
- Paralisia cerebral.
- Epilepsia.
- Deficiência dos sentidos: cegueira, surdez ou mudez, congénitas ou devidas a acidentes ou doenças.
- Transtornos endócrinos (nanismo ou gigantismo).
- Amputação.

_____ O sexo e as deficiências FÍSICAS

O sexo é mais do que a penetração e o orgasmo; é um acto de entrega e de abandono que supera um problema físico.

Transtornos associados a estas deficiências	Possíveis soluções para restabelecer uma vida sexual sadia
Restrições de movimento, falta de controlo e de coordenação muscular, movimentos espasmódicos, alterações na percepção sensorial. Dificuldades respiratórias.	Programa de fisioterapia. Evitar posições que requeiram tensão ou esforço. Excitação gradual e comunicação com o par.
Dificuldade em se conter; esfincteres espasmódicos e uso de cateteres.	Esvaziar os intestinos e a bexiga antes da relação sexual. Podem tirar-se os cateteres externos e os sacos; os cateteres internos não incomodarão. Recomenda-se o uso de lubrificantes para evitar irritações.
Disfunção eréctil ou incapacidade para ejacular.	Uso de vibradores para conseguir e manter uma erecção no homem e lubrificação na mulher. Um homem com uma lesão na medula espinal pode conseguir uma erecção com estimulação manual.
	Uso de lubrificantes aquosos para ambos os sexos.
	Fitas de compressão para manter a erecção.
	Se a erecção for insuficiente para a penetração, a companheira pode introduzir o pénis na vagina ou no ânus e ajudar com contracções dos músculos pubiococcígeos.

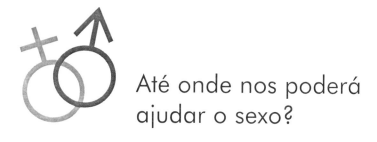

Até onde nos poderá ajudar o sexo?

Todos já pudemos comprovar como nos sentimos maravilhosamente bem depois de realizar o acto sexual. Todo o nosso corpo vibra e se enche de energia, e sentimos a nossa mente agradavelmente relaxada.

O acto sexual pode proprocionar-nos um simples alívio físico ou levar-nos a uma união com o nosso par que supera o acto em si mesmo.

Durante o sexo, as intensas sensações físicas e mentais provocam alterações químicas no cérebro que modificam o nosso estado normal de consciência. Durante uma experiência sexual intensa perdemos a noção dos limites corporais e abandonamo-nos durante o orgasmo: momentaneamente produz-se uma união entre os hemisférios cerebrais que actuam separadamente na nossa experiência quotidiana.

A activação dos nossos centros do prazer provoca em nós uma sensação de êxtase que em nada difere da que os místicos de todas as religiões descrevem.

Durante a fase de excitação máxima, o mundo e a consciência que o indivíduo tem de si próprio desaparecem, e estabelece-se uma conexão com a energia vital que supera e transcende as nossas experiências normais.

Na nossa cultura, sexo e espiritualidade são termos antagónicos. A abstinência sexual é outra forma de provocar o êxtase místico, dado que a privação sensorial prolongada também activa os centros do prazer.

Mas existem outras crenças espirituais que buscam o contacto com o divino através da manifestação mais tangível da criação:

SEXO fonte de saúde e prazer _____

o corpo. Não se trata do corpo tal como o concebemos na nossa sociedade, transformado em objecto de culto, mas da sua expressão física de amor de um Deus para que participemos na sua criação.

Vivido assim, a entrega do nosso corpo à energia sexual opera a expansão da nossa consciência, tornando-nos mais receptivos e compreensivos para aceder a um plano mais espiritual da vivência do nosso corpo.

Prolongar a vida: o *Tantra* e o *Tao*

Antes de o patriarcado ser o modelo social, o ser humano sentia-se ligado à Natureza inteira e reverenciava a Terra como a Grande Mãe de que tudo surge e a que tudo volta. Respeitava-a como a expressão máxima da energia criadora que permitia que o ser humano continuasse vivo e o corpo fosse o instrumento para chegar à energia divina. O papel da mulher era crucial como dadora de vida e iniciadora nos Mistérios.

Com a chegada do patriarcado, iniciou-se um culto a uma energia masculina agressiva e inibidora, e a deusa viu-se desterrada pelos deuses das tribos nómadas e guerreiras. É curioso observar que em todas as sociedades lideradas por um governante único, como as monarquias absolutistas ou as ditaduras, a primeira coisa que se reprime é a energia sexual, já que convenientemente canalizada é susceptível de se converter em fanatismo e intolerância: o indivíduo não é livre de manifestar as suas inclinações naturais e tem de se submeter a normas estritas, especialmente no que se refere ao sexo.

No Oriente, o Tantra e o *Tao* guardam a tradição que atribui ao sexo um papel primordial na união com o divino. É a via de união mística e o acto sexual transforma-se em algo de sagrado que requer uma preparação espiritual longa e trabalhosa.

No Ocidente, podemos beneficiar destes métodos, sem ter de renunciar às nossas convicções religiosas, para incrementar a nossa energia e até prolongar a vida.

O Tantra e o *Tao* ajudam-nos a aproximar-nos reverencial e respeitosamente do sexo. O Tantra considera a mulher uma iniciadora erótica pela sua superioridade sexual: nenhuma outra

132

_____ Até onde nos poderá ajudar O SEXO?

espécie superior tem a capacidade de manter relações sexuais em qualquer época do ano. Além disso, depois da ejaculação o homem precisa de um tempo de repouso, ao passo que a mulher não. Depois do orgasmo feminino, o clítoris continua em erecção e pode reiniciar-se a actividade sexual imediatamente; nenhuma outra fêmea tem esta capacidade de cópula; uma vez fecundada, recusa o macho.

A mulher é capaz de experimentar vários orgasmos seguidos, sem diminuição da sua energia, antes incrementando-a. O homem, contudo, se não separar o orgasmo da ejaculação, poderá terminar por se sentir extenuado depois de vários orgasmos, exigindo mais tempo de recuperação entre cada um deles.

O que estas técnicas nos propõem é a aprendizagem da retenção da ejaculação para deste modo se experimentar um orgasmo continuado e prolongar o acto sexual. Os tântricos e os taoístas consideram que a ejaculação encurta a vida do homem e que o orgasmo acaba depois de algumas – poucas – contracções, as anteriores à emissão do sémen. O que se procura é manter o homem nesses momentos prévios à ejaculação – que se podem prolongar – e conseguir um estado de excitação parecido com o da mulher.

Por que não tentar experimentar uma coisa que, segundo estas tradições, prolongará a vida e dará a conhecer uma nova dimensão do sexo? Existem diversas técnicas para controlar a ejaculação:

• Evitar as posições tradicionais como a do missionário (o homem em cima da sua companheira) porque mais facilmente provocam a ejaculação. São mais indicadas as posições de lado ou dos dois deitados formando um «X».

• Não é preciso manter uma erecção total durante o acto. Mesmo com uma erecção «média», o espectro de sensações é infinito.

• Evitar os movimentos bruscos ou acelerados que desencadeiam a ejaculação. Mover-se lentamente ou manter-se imóvel: o que se busca é centrar a sensação em estímulos mais subtis e profundos.

133

SEXO fonte de saúde e prazer

• Se se pressentir que se vai ejacular, deter-se e fazer algumas respirações profundas, relaxando os músculos pubiococcígeos que se tiverem contraído. Não importa que se perca a erecção, já que o desfrute não depende tanto dela.

• Se, mesmo assim, se sentir que não se pode controlar, retirar o pénis e o próprio ou a companheira pressionar com os dedos a base do pénis ou a coroa da glande. Ao fim de alguns minutos, quando se sentir que a tensão se relaxou, poder-se-á continuar a penetração.

• Em vez de tomar um papel activo, aprender a relaxar e deixar que a parceira guie o coito, desde que não efectue movimentos que desencadeiem a ejaculação.

• Não impedir o orgasmo feminino, desde que não comprometa a retenção do homem.

• E, sobretudo, o homem deve aproximar-se do seu par e do sexo com uma atitude de amor e de entrega, já que está a participar na própria energia que move o universo.

O método de Carezza

Baseado nos princípios do Tantra, este método foi criado pelo norte-americano John Humphrey Jones em 1844. Diverge do Tantra porque identifica o orgasmo com a ejaculação e, quando ela acontece, o homem deve retirar-se do interior do corpo da sua companheira. No Tantra, a ejaculação é aquilo que impede de se chegar ao verdadeiro orgasmo e aceita-se que ocorra dentro do corpo feminino.

Considera-se que o organismo está polarizado magneticamente, sendo a mão direita o pólo positivo e a esquerda o negativo. Quando se entra em contacto com uma pessoa receptiva, pode enviar-se esta corrente eléctrica e descarregar, estimular ou acalmar magneticamente os seus centros nervosos. Assim, o intercâmbio efectua-se a níveis mais profundos do que o mero contacto físico.

Usam-se indistintamente as técnicas de controlo e de retenção do esperma em ambos os métodos. O acesso a estados de consciência mais profundos e subtis beneficiará a saúde e ampliará a percepção da existência.

134

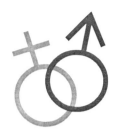

O sexo, fonte de saúde e de bem-estar

Como já vimos, o sexo pode melhorar a saúde geral do nosso corpo. A energia vital que se gera durante o acto sexual reflecte-se no bem-estar físico e mental.

- Somos seres sexuais e a expressão correcta desta energia é vital para o nosso desenvolvimento.
- O nosso maior órgão sexual é o cérebro. Dentro do sistema límbico, encontram-se os centros do prazer e da dor; os primeiros são estimulados através da actividade sexual, a nível físico e mental. Os neurónios estabelecem conexões entre si e segregam os neurotransmissores que desencadeiam os impulsos nervosos necessários à resposta física.
- As ideias reflectem-se na formação de conexões entre as sinapses neuroniais e mediante a sua compreensão podemos combater os sintomas dos estados ansiosos. O tratamento da ansiedade requer uma revisão das ideias que originam este estado.
- O bom funcionamento do sistema endócrino, que é regulado por glândulas controladas pelo cérebro, permite-nos desfrutar plenamente do nosso corpo e da actividade sexual. A produção de testosterona é vital para a activação do desejo.
- A sexualidade humana não está sujeita a ciclos hormonais, mas pode acontecer independentemente da sua função reprodutora, o que a torna única no reino animal. O ser humano tem um potencial sexual que o capacita para manter encontros sexuais, dependendo apenas da sua vontade, mesmo depois de a sua capacidade reprodutora já haver terminado.

SEXO fonte de saúde e prazer _____

• Os ciclos hormonais da mulher são a expressão de um dos mistérios da natureza: a capacidade de criar vida; são algo natural que deve ser compreendido e respeitado. A sua relação com a sexualidade possibilita que, mediante esta, possamos ajudar o correcto funcionamento daquela.

• O *stress* é um dos inimigos modernos da saúde. Desequilibra o nosso sistema imunológico e deixa-nos indefesos face a potenciais doenças. Se estimularmos as nossas defesas com uma atitude mental serena e positiva – que se pode desenvolver usando técnicas de visualização e de relaxação –, se nos preocuparmos em criar à nossa volta um ambiente saudável, se nos alimentarmos correctamente e nos tornarmos activos física e sexualmente, ajudaremos a estimular a capacidade natural de autocura do organismo.

• O nosso corpo é um milagre de engenharia que nos permite manifestar-nos e desfrutar das relações com os nossos semelhantes e com a vida. É perfeito, mesmo quando está doente, porque através dele temos acesso a este plano de existência. É o único que realmente «possuímos» e é também o que somos. Cuidar dele e conhecê-lo – mas não prestar-lhe culto – desenvolve a nossa capacidade de amor são e o entendimento de nós mesmos e dos outros como manifestações únicas de vida.

• Beijar e tocar são formas de comunicação; entramos em contacto com outra individualidade e intercomunicamos a um nível mais profundo do que o verbal. Como seres sociais que somos, necessitamos essencialmente do contacto físico porque através dele harmonizamo-nos e obtemos a capacidade de nos desenvolver e de amar, em suma, a capacidade de comunicar saúde a todo o nosso ser.

• A sensualidade é inerente ao ser humano. Os nossos sentidos ligam-nos à vida e permitem que nos expressemos.

• As emoções e a capacidade de sentir são uma dádiva de que devemos desfrutar. Devemos incrementar a nossa atitude positiva: rir, desfrutar da vida e manter uma constante curiosidade inocente, para se poder abrir e sentir plenamente a sabedoria que acompanha toda a experiência.

• O nosso sistema de crenças condiciona as emoções. Deve-

136

_____ O sexo, fonte de saúde e de BEM-ESTAR

-se fazer uma revisão e analisar as ideias adquiridas, sobretudo acerca da sexualidade, para se observar se ainda nos ajudam a crescer ou se seria mais positivo abandoná-las e estabelecer um novo espaço mais de acordo com a evolução pessoal.

• Em matéria sexual, tudo o que se harmonizar com o nosso ser mais íntimo e não coagir o nosso par será benéfico à relação.

• A discordância entre as nossas emoções e as nossas ideias sobre o sexo manifesta-se como disfunções sexuais. Deve-se mergulhar profundamente no nosso interior para poder realizar todo o nosso potencial e desfrutar saudavelmente da sexualidade.

• O sexo potencia a nossa capacidade de amar, mas, para que esta se possa exprimir beneficamente, devemos começar por nos amar a nós próprios. Se tivermos problemas de auto--imagem ou de auto-estima, projectá-los-emos nos outros, bloqueando o intercâmbio emocional. Devemos respeitar-nos e amar-nos incondicionalmente.

• Para se desfrutar de uma vida sexual sadia e gratificante, devemos informar-nos sobre os métodos de prevenção do contágio de doenças por via sexual e sobre os anticonceptivos mais recomendáveis segundo a opção pessoal de casal.

• O sexo pode unir-nos a outra pessoa ou ser um meio de controlo e de poder. Deve-se estabelecer comunicações sinceras e afectuosas, seja qual for o tipo de relação.

• A saúde do nosso corpo é importante para uma prática sexual que nos satisfaça. Devemos aumentar a nossa força vital e divertirmo-nos a descobrir e a desenvolver a musculatura da zona pélvica.

• Se tivermos alguma doença ou deficiência física, uma vida sexual activa reintegrar-nos-á na vida e na experiência de partilhar com outro ser humano.

• O sexo é mais do que a penetração; é um acto de entrega e de abandono em que os limites da nossa personalidade se ampliam e, até, se dissolvem.

• Seja qual for a nossa idade física, sempre nos sentiremos seres sexuais; em todas as idades e em todas as condições podemos desfrutar desta energia revitalizadora.

SEXO fonte de saúde e prazer _____

• O sexo supera o acto físico. Durante o acto sexual entramos em contacto com a própria energia que gerou o universo; todo o impulso criador é um acto de amor e de êxtase. Mediante técnicas milenares, podemos aprender uma nova dimensão da sexualidade. Do mesmo modo que, como seres inteligentes, evoluímos nas outras áreas da nossa experiência, assim também a sexualidade está ao nosso alcance para ajudar-nos no nosso processo de crescimento.

Índice

Introdução 7

Benefícios de uma sexualidade sã 9

Stress, sexo e saúde: o sistema imunológico 11

O poder de se curar a si mesmo 17

Uma aventura sem sair de casa 21

O beijo: uma fonte de endorfinas 25

O poder curador do contacto físico 29

Active o maior órgão sexual: o cérebro 33

Evite a ansiedade: melhore o seu sistema nervoso 37

Os aliados da saúde: as hormonas 43

A mulher e os ciclos hormonais 47

Exercícios para estimular a sensualidade 53

A saúde não tem de ser aborrecida 61

Alivie velhos traumas através do sexo 65

A disfunção sexual: como curá-la 73

O sexo pode mudar a imagem pessoal 79

Sexo consciente: reflexo da personalidade 83

Sexo inteligente: desenvolver a comunicação 89

Como melhorar a saúde através do sexo 93

O sexo nas doenças crónicas 105

O sexo depois da cirurgia 113

Manter-se saudável em qualquer etapa da vida 119

O sexo e as deficiências físicas 127

Até onde nos poderá ajudar o sexo? 131

O sexo, fonte de saúde e de bem-estar 135

140

Impressão e acabamento
da
CASAGRAF - Artes Gráficas Unipessoal, Lda.
para
EDIÇÕES 70, LDA.
Maio de 2003